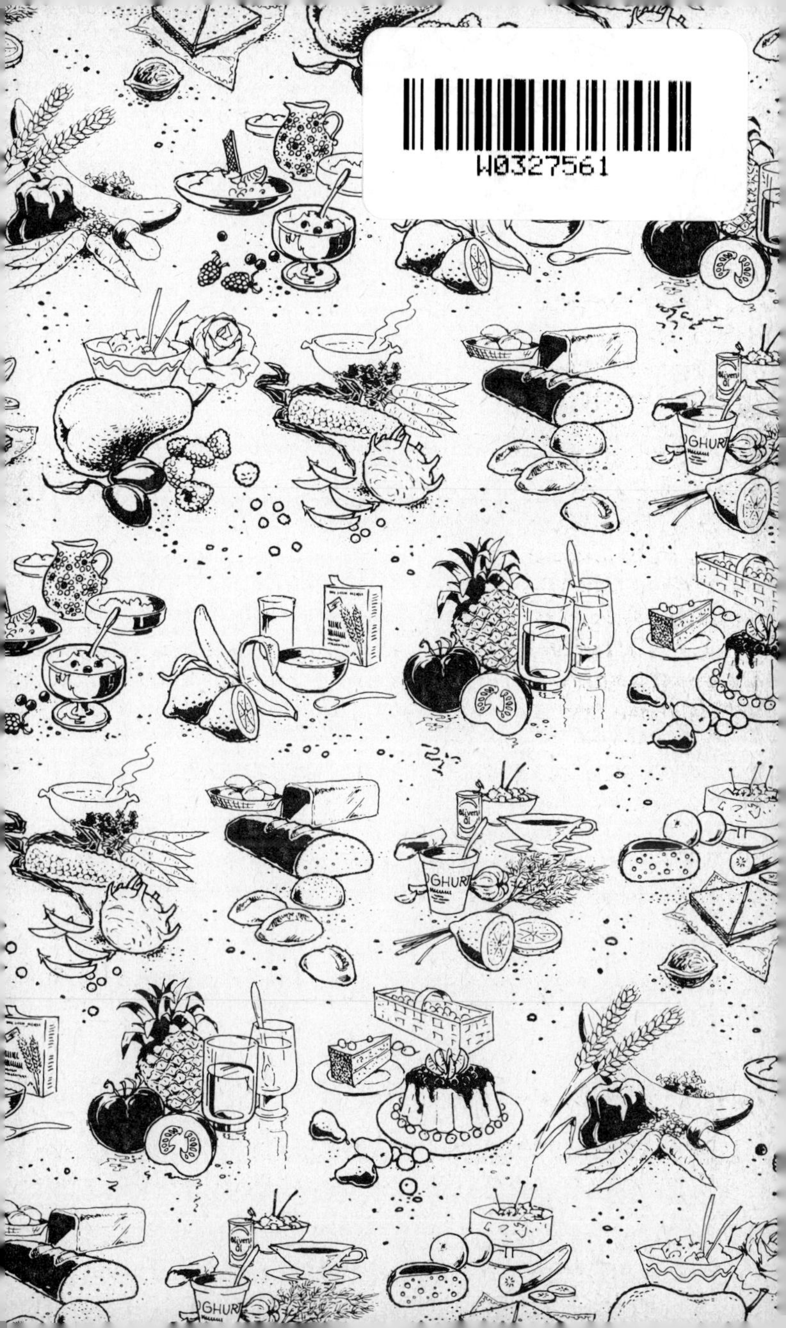

RICHARD HITTLEMAN

Das Yoga-Gesundheitskochbuch

Richard Hittleman

DAS YOGA-GESUNDHEITSKOCHBUCH

BASTEI
LÜBBE

Titel der amerikanischen Originalausgabe:
»Richard Hittleman's Yoga Natural Foods Cookbook«
Published by Bantam Books, Inc., New York
Übersetzt und bearbeitet von Eike Linnich und Jürgen Saupe

Lizenzausgabe: Gustav Lübbe Verlag GmbH, Bergisch Gladbach
Printed in Western Germany 1978
Einbandgestaltung: Studio Schob
Titelfoto und Bildtafeln: Studio Schob
Illustration: Roland Winkler
Gesamtherstellung: Ebner, Ulm
ISBN 3-404-00704-2

Inhalt

Die Rezepte sind, wenn nicht anders vermerkt, für 4 Personen bestimmt.

Vorwort

Viele Leute machen sich Gedanken darüber, was sie essen. Und wissen inzwischen, daß es nicht gleichgültig ist, wie wir uns ernähren. Die natürliche Yoga-Ernährung ist eine köstliche Alternative zur allgemein üblichen Ernährungsweise von heute. Lernen Sie von einem bekannten Yoga-Lehrer, wie man über 250 naturfrische Gerichte zubereitet. Wie man das feine Aroma der Nahrungsmittel zum Leben erweckt. Und wie man durch die Yoga-Ernährung jung, schlank und energiegeladen werden oder bleiben kann.

Dieses Buch ist mehr als ein Kochbuch. Es wird Ihnen die erregenden Erfahrungen einer natürlichen Ernährung vermitteln, Ihren Geschmackssinn neu erwecken und Sie an Körper und Geist umfassend verändern.

Die Übersetzung und Bearbeitung wurde mit großer Sorgfalt ausgeführt und den Gegebenheiten auf dem deutschen Lebensmittelmarkt angepaßt, damit die natürliche Yoga-Ernährung auch hierzulande praktiziert werden kann.

Die Übersetzer

Einleitung

Die Lehre vom Yoga fordert eine natürliche Entwicklung von Körper, Geist und Seele. Dabei hat diese Wissenschaft im Laufe der Jahrhunderte eine Philosophie des Essens entwickelt, die sich jeder sehr zu Herzen nehmen sollte.

Der Yoga-Schüler verfolgt das Ziel, durch Stellungen, Atemübungen und Meditationen Zustände der Freude, der Bewußtheit und des Friedens zu erfahren. Dazu ist es notwendig, daß die Ernährung dieses Ziel ergänzt. Mit Nahrungsmitteln, die den Körper minimal belasten, Lebenskräfte wecken und geistig klar und heiter stimmen. Eine solche Ernährung ist für uns alle empfehlenswert, wenn wir uns gesund fühlen möchten.

Die Yoga-Philosophie lehrt, daß alles Leben durch Prana entwickelt und erhalten wird. Prana ist ein Ausdruck des Sanskrit, den man als Lebenskraft oder reine Energie übersetzen kann. Also – je mehr Lebenskraft unser Organismus aufnehmen und verwerten kann, um so gesünder, vitaler, aufgeweckter, ausgeglichener und geistig bewußter werden wir uns fühlen. In der Praxis des Hatha-Yoga heißt das: 1. Den Zugang zum Schatz an Prana erlangen, der im Organismus ungenutzt schläft und darauf wartet, geweckt zu werden. 2. Eine Fülle von Prana in den Organismus einleiten, und zwar aus äußeren Quellen. Und weil die Ernährung eine Hauptquelle des Prana ist, so ist es wirklich entscheidend, was wir essen. Denn unsere Nahrung kann Lebenskraft liefern, den Körper regenerieren, unser Gewicht in Ordnung bringen und in positiver Weise tiefgreifend auf Geist und Gefühlswelt einwirken. Sie kann aber auch die Energie schwächen, Übergewicht entstehen lassen, zu vorzeitigem Altern führen, viele Krankheiten mitverschulden und die Schwingungen des ganzen Organismus erheblich beeinträchtigen.

Dieses Buch bringt sehr viele Vorschläge für Speisen aus

natürlichen Nahrungsmitteln, die leicht verdaulich sind und unseren Körper nur minimal belasten. Sie können darin lesen, welche Nahrungsmittel Ihnen guttun und wo man sie erhält. Die große Zahl der Rezepte wird Ihnen praktisch zeigen, wie Sie sich und Ihre Familie auf die Dauer nach der Yoga-Lehre ernähren können. Und sicher werden Sie dabei überrascht sein, wie köstlich natürliche Nahrungsmittel schmecken, auch wenn scharfe Gewürze und weißer Zucker weggelassen werden. Wenn Sie wollen, können Sie sich in der ersten Woche nach unserem Menüplan richten (s. S. 157).
Wir möchten Ihre Freude am Essen erhalten. Aber wir möchten auch, daß Sie erleben, welche Freude die Ernährung mit natürlicher Kost mit sich bringt. Und welche aufregende Veränderung sie in Ihrem Körper, Ihrem Geist und Ihrer Seele hervorrufen wird.

Richard Hittleman,
Carmel, Kalifornien

Die natürliche Yoga-Ernährung

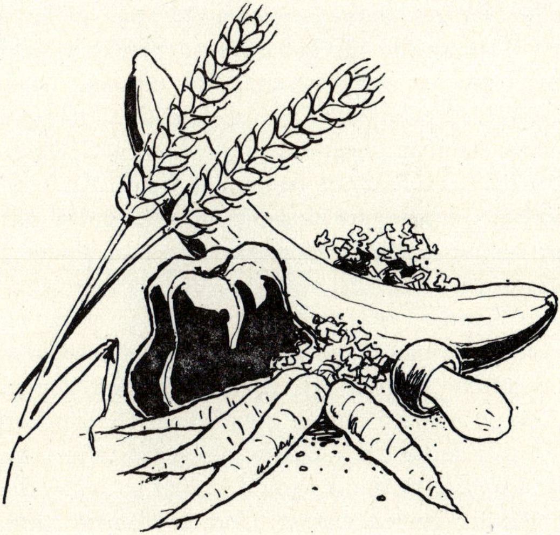

Frisches Gemüse

Zur täglichen Kost gehört viel rohes und gekochtes Gemüse. Denn alle Pflanzen enthalten lebenswichtige Nährstoffe und sind eine Hauptquelle für Lebenskraft. Starke und künstliche Würzmittel werden weggelassen, denn auch mit wenig natürlichen Gewürzen schmeckt Gemüse köstlich. Erst recht, wenn sich unser Geschmackssinn von den scharfen Gewürzen erholt hat und natürliche Aromen empfinden kann. Außerdem ist es sehr wichtig, Gemüse nur knapp zu garen, so daß es noch Biß hat. Am besten in wenig Flüssigkeit oder in einem Topf mit Dämpfeinsatz.

Das beste Gemüse ist tagfrisch und stammt aus biologisch-dynamischem Anbau. Der Ausdruck »biologisch-dynamisch« oder »organisch« bezieht sich auf einen Boden, der mit natürlichem Kompost und nicht mit chemischem Dünger hergerichtet wurde. Und bedeutet auch, daß keine Pestizide verwendet wurden. Das Gemüse sieht zwar nicht immer so reizvoll aus, aber es ist qualitativ einfach besser. Und es schmeckt auch besser. Wir bekommen es hierzulande in gutgeführten Gemüsegeschäften, manchmal auf Wochenmärkten und in Reformhäusern. Oder aus dem eigenen Garten, in dem wir das Gemüse selbst züchten können. Nach einem Buch über biologischen Gartenbau.

Alles Gemüse, das nicht biologisch angebaut wurde, muß sehr gründlich gewaschen werden. Am besten in kaltem Wasser, in das man etwas Apfelessig gibt. Frisches Gemüse kann auch durch Tiefkühlgemüse ersetzt werden. Nicht aber durch solches aus Konserven.

Die einzelnen Gemüsesorten

Tomaten, Gurken, Kürbisse, Paprikaschoten und Auberginen enthalten wenig Kalorien, doch unterschiedlich viel Kalium, Natrium, Calcium, Magnesium, Eisen, Phosphor und Schwefel. Dabei sind Tomaten, Paprikaschoten und Gurken auch gute Quellen für Vitamin C. Sie können roh, gedünstet oder im Ofen gebraten verzehrt werden. Der Yogi verwendet sie auch zur inneren Reinigung.

Zum stärkehaltigen Gemüse zählen Kartoffeln, Artischocken, Kürbisse, Süßkartoffeln, Yam und Maniok. Dabei sollte das Wort Stärke nicht abschrecken. Denn unser Körper braucht diese Stärke und ist auf sie angewiesen. Kartoffeln enthalten außerdem überwiegend Wasser, wenig Eiweiß und Zellulose. Am besten gart man sie mit der Schale im Backofen. Und ißt die Schale möglichst mit. Denn die Nährstoffe in der Schale bilden ein Gegengewicht zur Stärke in der Kartoffel. Vor dem Backen müssen Kartoffeln sauber gewaschen und abgebürstet werden. Und wer Übergewicht hat, der ißt mit gutem Erfolg nur die Schale.

Süßkartoffeln, Yam und Maniok, die es hierzulande nur selten gibt, enthalten außerdem Rohrzucker. Auch diese Kartoffeln sollten wir im Backofen garen.

Alles grüne Gemüse wie sämtliche Salate, Stangensellerie, Mangold, Spinat, Löwenzahn, Kräuter und Kohl enthält besonders viel Lebenskraft. Es sollte deshalb jeden Tag reichlich verzehrt werden. Als Salat oder nur leicht gedünstet, so daß es noch knackig ist.

Das trifft auch für Wurzel- und Knollengemüse zu, das wir ebenfalls reichlich essen sollten. Zum Beispiel Möhren, weiße Rüben, Zwiebeln, Schwarzwurzeln, rote Bete, Rettiche, Radieschen, Knoblauch, Porree, Steckrüben, Spargel und Meerrettich. Wir können dieses Gemüse mit Kräutersalz oder Selleriesalz würzen und in wenig Wasser dünsten. Die Gemüsebrühe schmeckt auch als klares Süppchen. Wir können sie bis 2 Tage im Kühlschrank aufheben und auch für ein Eintopfgericht verwenden.

Besonders hochwertig sind Sojabohnenkeimlinge. Sie sind nahrhaft, leicht verdaulich und liefern rasch Energie. Man kann sie abgepackt kaufen. Und man kann sie und andere ebenso hochwertige Sprossen aus Bohnen, Getreide und Samen leicht zu Hause ziehen. Zum Beispiel so:

Rote oder gelbe Sojabohnen, Getreidekörner (Roggen, Gerste, Weizen), Senf- oder Kressesaat in einen hohen Rührbecher geben, der etwa 1 Liter faßt. Für 4 Personen brauchen Sie etwa 10 EL Sojabohnen, 6 EL Getreide oder 2 EL feine Saat. Sie wird mit Wasser gut bedeckt und über Nacht eingeweicht. Dann bindet man ein Leinentuch über die Öffnung und läßt das Wasser abfließen. Danach schüttelt man die Saat in dem Becher, so daß sie an den Seiten hängenbleibt. Nun wird das Gefäß an einen warmen, trockenen und dunklen Ort gestellt. Je nach Art der Saat dauert es jetzt 2 bis 3 Tage, bis die Sprossen entstanden sind. Dabei muß die Saat jeden Morgen und Abend mit frischem Wasser gespült und wie oben geschüttelt werden. Wenn die Sonne scheint, werden die fertigen Sprossen noch etwa 1 Stunde ans Licht gestellt, damit sich Chlorophyll bildet. Andernfalls können sie so verwendet werden, wie sie sind. Die Menge reicht für einige Tage, Reste bewahrt man im Kühlschrank auf. Wenn Sie wollen, können Sie mit jeder Getreide- oder Samenart derartige Versuche anstellen.

Pilze und Algen

Aus Pilzen aller Art können wir hervorragende Hauptgerichte zubereiten. Für Salate sollten wir sie roh verwenden.

Außerordentlich nahrhaft sind Algen! Ihr günstiger Einfluß auf unseren Organismus ist durch den großen Gehalt an Spurenelementen erwiesen. Sie sind in asiatischen Läden erhältlich. Im Reformhaus sind die Sorten Iziki, Kombu, Nori und Wakame zu haben.

Gemüsesäfte

Sie sind eine weitere Hauptquelle für Lebenskraft und werden vom Körper besonders rasch aufgenommen. Viele verschiedene naturbelassene Säfte gibt es fertig zu kaufen. Aber die besten Säfte erhält man mit Hilfe eines elektrischen Entsafters. Das Gemüse wird dafür geputzt, gewaschen und grob geschnitten, bevor wir es mitsamt den Schalen und den Kernen durch das Gerät treiben. Was übrigbleibt, kann als Kompost für den eigenen Gemüsegarten verwendet werden.

Weil der Yoga-Schüler ab und zu fastet und in dieser Zeit nur Säfte trinkt, ist für ihn die Anschaffung eines Entsafters geradezu unumgänglich. Sie ist aber auch für all jene empfehlenswert, die sich gesund ernähren möchten. Und es ist eine Ausgabe, die sich für die Gesundheit auszahlt, wenn wir täglich Saft damit gewinnen und trinken.

Hülsenfrüchte und Nüsse

Alle Arten getrockneter Bohnen, Erbsen und Linsen zählen zu den Hülsenfrüchten. Sie sind so eiweißreich, daß wir mit einer guten Portion davon schon unseren Bedarf an Eiweiß decken können. Dabei ist es immer empfehlenswert, die Früchte vor dem Kochen über Nacht einzuweichen.

Besonders wertvoll ist die Sojabohne, da sie vollwertiges Eiweiß enthält. Und so ist auch alles, was aus der Sojabohne hergestellt wird, eiweißreich und wertvoll für unsere Ernährung. Zum Beispiel Sojamehl, das wir vielseitig verwenden können, um unser Essen mit Eiweiß anzureichern. Und Sojabohnenquark (Tofu), den wir selbst zubereiten können. Nach einem Rezept in diesem Buch. Sojasoße ist eine vorzügliche Würze, die wir sparsam verwenden können.

Auch wenn Sie es hier nicht vermuten, gehören Johannisbrot, Manna, Erdnüsse und Pistazien botanisch gesehen zu den Hülsenfrüchten. Beim Johannisbrot wird nur die Hülse gegessen, wobei man die Kerne in der Regel wegwirft. Wir können sie gemahlen als Johannisbrotmehl (Nestargel, Gelierfix) kaufen und Speisen damit andicken. Die gemahlene Hülse (gemahlenes Johannisbrot) ist eine gute, malzhaltige Würze für nahrhafte Getränke. Sie süßt auf gesunde Art. Das Kauen der Hülse ist übrigens eine gute Übung für die Zähne. Ebenso das Kauen von Manna, einer ähnlichen Brotfrucht, die wir als dunkelbraunes, festes Fruchtmark kaufen können.

Erdnüsse und Pistazien gehören ernährungsphysiologisch und küchentechnisch schon zu den Nüssen, die unsere Hauptquelle für pflanzliches Eiweiß sind. Sie enthalten genausoviel und mehr als Fleisch und Milch. Und sie sind in der Tat ein vollkommenes Nahrungsmittel, das wir dem Fleisch vorziehen. Denn Nüsse enthalten außer Eiweiß Vitamine, natürlichen Zucker, Stärke und Öl. Wobei das Fett der Nüsse nicht mit tierischem verwechselt werden darf. Ersteres ist nämlich eine Emulsion und ein wertvoller Nährstoff, rasch und leicht verdaulich, wenn die Nüsse nicht mit Nahrungsmitteln gemischt werden, die nicht zu ihnen passen. Wie zum Beispiel die meisten tierischen Produkte. Die Auswahl an Nüssen ist groß. Auch wenn botanisch gesehen nur die Haselnuß eine Nuß ist, zählen wir dazu: Mandeln, Pecannüsse, Cashewnüsse, Walnüsse, Kokosnüsse, Erdnüsse, Pistazien und Pinienkerne. Wir

sollten sie so verzehren, wie sie am natürlichsten sind. Einfach aus der Schale gelöst und wenn nötig, enthäutet. Aber immer sollten wir sie ungesalzen und ungeröstet essen und dabei gut zerkauen. Da Nüsse jedoch ein sehr kräftiges Nahrungsmittel sind, sollten wir sie nicht zwischendurch naschen. Sie sollen vielmehr den Hauptanteil an Eiweiß zu einer Mahlzeit beisteuern und vor allem mit Obst und Gemüse kombiniert werden. Wie in den Rezepten dieses Buches beschrieben.
Sehr wertvoll sind auch alle Arten Nußmus, die wir fertig zubereitet in Gläsern kaufen können. Als Brotaufstrich, für Getränke und Süßspeisen sind sie eine ebenso gesunde wie schmackhafte Zutat. Allerdings sollten Sie nur Nußmuse verwenden, die naturbelassen und ungesalzen sind.
Denken Sie bei der Verwendung von Nüssen und Nußmusen daran, daß wir auch nicht zuviel Eiweiß zu uns nehmen sollten. Wenn also eine unserer Mahlzeiten schon eine gehörige Menge davon enthält, müssen wir mit anderen eiweißhaltigen Nahrungsmitteln vorsichtig sein.

Samen und Kerne

Auch sie sind hervorragende Eiweißspender. Dazu gehören zum Beispiel Sonnenblumenkerne, Kürbiskerne und Sesamsaat. Sie schmecken angenehm und sind sehr nahrhaft. Wir können sie ganz oder gemahlen über viele Obst- und Gemüsegerichte streuen. Aber bitte ungeröstet und ungesalzen. Da Samen und Kerne leicht verdaulich und sättigend sind, kann eine Handvoll davon zwischen den Mahlzeiten rasch für Energie sorgen.

Frisches Obst

Fast alle Früchte sind leicht verdaulich. Und durch ihren Gehalt an natürlichem Zucker liefern sie rasch Energie. Eine Tatsache, die unserer Ernährungsweise sehr entgegenkommt. Nämlich ein Höchstmaß an Energie zu gewinnen und die Verdauungsorgane dabei so wenig wie möglich zu belasten. Und auch wegen ihrer Kraft der Reinigung werden Früchte in unserem Programm oft und viel verwendet. Es gibt sogar Yogis, die sich nur von Früchten und Nüssen ernähren.

Obwohl viele Früchte als »saure« bezeichnet werden, haben sie eine basische Wirkung. Dazu gehören Orangen, Grapefruits, Zitronen, Limonen, Mandarinen und Ananas. Und auch Erdbeeren, Himbeeren und Preiselbeeren können wir noch dazu zählen. Dabei sind vor allem Orangen und Grapefruits für uns wichtig, weil sie sehr viel Vitamin C enthalten. Denn dieses lebensnotwendige Vitamin muß täglich zugeführt werden, weil unser Körper es nicht speichern kann. Orangen enthalten außerdem besonders viel Fruchtzucker, den unser Körper sofort aufnehmen kann. Und Grapefruits wirken besonders reinigend. Ebenso der Saft von Zitronen und Limonen. Wobei letztere nur in kleinen Mengen verwendet werden sollten. Sie sind besonders empfehlenswert für Salatsoßen.

Saure Früchte können wir nutzbringend mit verschiedenen Nußmusen kombinieren. Dabei sollte das Obst oder der Saft daraus niemals mit einem üblichen Frühstück aus Schinken, Speck, Eiern, Toast und Kaffee verbunden werden. Und die Säfte müssen frisch gepreßt sein. Viele meiner Schüler haben eine Woche lang zum Frühstück nur ein oder zwei Grapefruits gegessen. Sie fühlten sich danach leicht und wach. Und freuten sich darüber. Auch alle Beeren sind übrigens ein prächtiges Frühstück.

Für die richtige Ausscheidung am Morgen sorgt der Saft einer halben Zitrone, gemischt mit $^1/_8$ l Heilquellwasser. Nach dem Trinken dieses Saftes sollten Sie einige Minuten warten und dann fünf Runden Bauchkontraktionen (Lifts) ausführen:

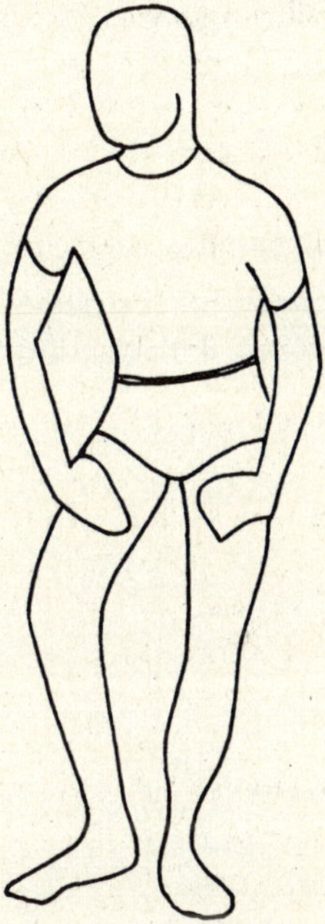

Zeichnung 1: Aufstellen und die Hände auf den Oberschenkeln ruhen lassen.

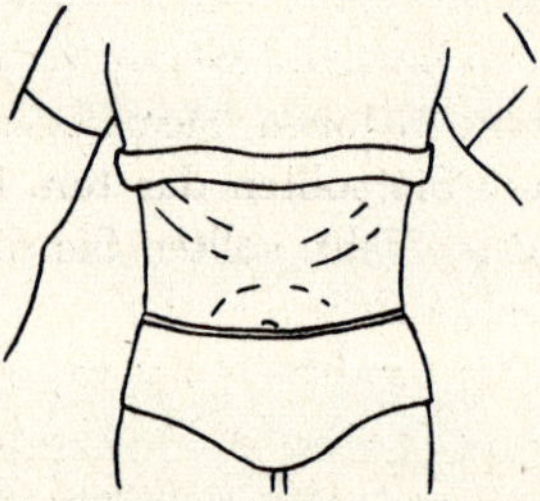

Zeichnung 2: Tief ausatmen und die Bauchdecke so weit wie möglich einziehen. So bleiben und bis fünf zählen (Kontraktion).

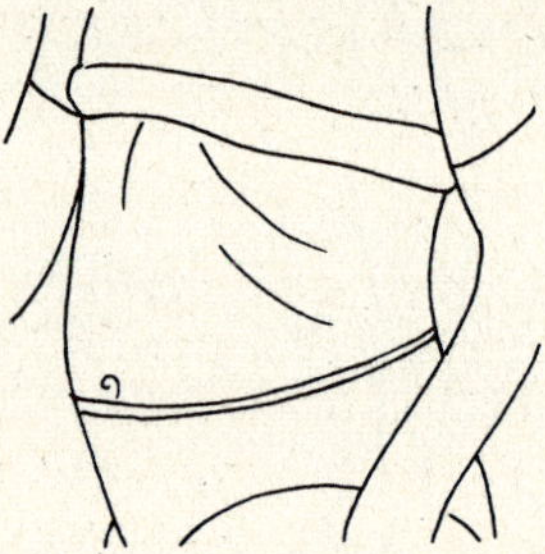

Zeichnung 3: Die Bauchdecke so weit wie möglich herausspringen lassen. Und die Übungen ohne Unterbrechung fünfmal wiederholen. Danach langsam aufrichten.

Wenn weniger saure Früchte gerade billig sind, sollte öfter eine ganze Mahlzeit daraus bestehen. Yoga-Schüler essen aus Gründen der Reinigung in einem der Sommermonate immer einige Tage lang nur frisches Obst, das leicht und wach macht;

sie können dabei mehrere Sorten essen – so viel sie nur wollen. Zum Beispiel Äpfel, Aprikosen, Nektarinen, Birnen, Kirschen, Pflaumen, Weintrauben, Melonen, Heidelbeeren, Bananen und exotische Früchte. Auch Sie sollten das tun. Und wenn es um Säfte aus diesen Früchten geht, sollten Sie diese frisch gewinnen oder naturbelassen kaufen.

Erlaubt beim Fasten mit Früchten sind außerdem Kokosnüsse, deren Nährwert sehr hoch ist. Ernährungswissenschaftler haben errechnet, daß wir sogar über größere Zeiträume hinweg nur von der Kokosnuß und ihrer Milch leben können.

Es ist übrigens selbstverständlich für uns, daß wir Obst in der Regel nur roh essen. Obwohl zum Beispiel Äpfel und Birnen auch im Ofen gebacken werden können. Ansonsten sollten wir Obst mit Eiweißspendern wie Käse, Quark und Nüssen verbinden. Und auch Gemüsesalate mit Obst zubereiten. Dabei ist es wichtig, wirklich nur frisches Obst zu verwenden. Oder tiefgekühlte Früchte ohne Zucker.

Trockenobst

Dazu zählen Datteln, Feigen, Rosinen, Aprikosen und Backpflaumen. Sie sind herrliche, praktische Quellen für sofort wirkende Energie aus Zucker. Kinder sollten solche Früchte statt anderer Süßigkeiten essen. Und wir alle sollten unsere Frühstückspakete damit ausstatten. Außerdem sind eingeweichte Trockenfrüchte vor allem in den Wintermonaten ein sättigendes, gutes Frühstück. Dabei können Rosinen und Datteln mit einem Kornfrühstück kombiniert werden. Aber auch für frische Salate können wir sie verwenden. Achten Sie jedoch darauf, daß Sie nur ungeschwefelte Früchte verwenden.

Fleisch, Fisch und Eier

Diese Produkte sind reich an Eiweiß, aus dem sich alles lebende Gewebe zusammensetzt. Sie gelten als vollwertig, weil sie alle Aminosäuren enthalten. Deshalb wird im allgemeinen eine an solchem Eiweiß reiche Kost empfohlen. Wir meinen, daß eine solche Ernährung das Feuer im Körper schürt, vielleicht das Gewicht schmelzen läßt und die Illusion von Energie vermittelt. Aber die Flamme muß groß gehalten werden. Auf lange Sicht wird die Energie dabei eher herabgesetzt und die Gesundheit geschwächt. Der Yogi erhält seine Flamme der Energie mit Hilfe angemessener Eiweißmengen klein, gleichmäßig und beherrscht. Er bezieht sein Eiweiß überwiegend aus pflanzlichen Produkten.

Fleisch ist für den Yogi ein totes Produkt, aus dem er keine Lebenskraft ziehen kann. Ernsthafte Schüler werden erkennen, daß es von ihrem Speisezettel gestrichen werden muß. Am besten überzeugt der Test am eigenen Leib. Essen Sie 30 Tage lang weder Fleisch, Fisch noch Geflügel. Und genießen Sie danach mal wieder ein opulentes Mahl mit Fleisch. Die Wirkung wird Sie überzeugen. Nachdem Sie sich in den letzten Tagen immer wacher und frischer gefühlt haben, wird Sie jetzt ein Gefühl der Schwere befallen.

Viele Yogis in Indien nehmen auch weder Eier noch Milch zu sich, weil sie tierische Produkte generell ablehnen. Wir verwenden sie bedingt. Und möglichst nur Eier, die befruchtet sind. Zusammen mit Obst und Gemüse, die durch ihren Gehalt an basischen Stoffen den Säuregehalt der Eier wieder ausgleichen. Eier sind auch ein gutes Bindemittel. Wir verwenden sie in unseren Rezepten hauptsächlich für einen dünnen, geschlagenen Teig.

Ansonsten bezieht der Yogi sein Eiweiß aus Käse, Nüssen, Joghurt, Hülsenfrüchten, Kokosnüssen und Vollgetreide.

Milchprodukte

Eine Reihe von unseren Rezepten enthält auch Milch. Am besten verwenden wir dann die rohe Vorzugsmilch oder Magermilch (frisch oder pulverisiert). Dosenmilch sollten wir nur ganz sparsam verwenden.

Joghurt gibt es schon seit vielen Jahrhunderten in den Balkanländern, wo er als gesundes Lebensmittel geschätzt wird. Auch wir halten ihn für ein erstklassiges Produkt, weil er viel Milchsäure enthält und Verdauung und Ausscheidung unterstützt. Wie gut, daß er so gut schmeckt und daß wir ihn mit Hilfe eines speziellen Apparates sogar selbst machen können. Aber natürlich können wir ihn auch fertig kaufen. Wobei wir jedoch jene Sorten stehenlassen sollten, die geschmacklich mit Früchten oder anderen Zutaten verändert worden sind. Sie sollten Joghurt besser selbst mit frischem Obst mischen, wenn Sie ihn natur nicht so gern mögen. Auch mit anderen Sauermilchprodukten können Sie das tun. Zum Beispiel mit Kefir, Schwedenmilch oder Buttermilch. Saure Sahne enthält relativ viel Fett. Wir benutzen sie deshalb immer nur sparsam.

Noch fetter ist süße Sahne, aus der wir gelegentlich eine gute Eiscreme zubereiten können. Dabei ist es aber wichtig, daß wir zum Würzen nur Honig oder braunen Zucker und natürliche Aromen wie Vanillemark verwenden.

Bei der Auswahl von Käse sollten wir sehr kritisch sein und nur solche Sorten wählen, die auf natürliche Weise aus frischer Milch gewonnen werden. Ohne Schmelzsalz und andere unnatürliche Mittel. Wir empfehlen vor allem naturreinen Emmentaler, Schafskäse, mageren Cottage-Käse und ähnliche Sorten. Und Parmesankäse, der sich vorzüglich zum Würzen eignet. Für Brotaufstriche, Salatsoßen und andere Soßen verwenden wir gern einen Frischrahmkäse. Sie können ihn nach einem Rezept in diesem Buch selbst herstellen oder statt dessen naturbelassenen Sahnequark verwenden.

Butter und andere Fette

Butter ist so fett wie Margarine. Doch wir verwenden letztere lieber. Und zwar Sorten, die vielfach ungesättigte Fettsäuren enthalten. Außerdem verwenden wir in hohem Maße die ungesättigten Öle. Zum Beispiel Distel-(Saflor-), Oliven-, Sesam- und Sonnenblumenöl. Kaltgepreßt und naturbelassen, wie Sie sich vorstellen können. Und in Maßen, denn eine fette Ernährungsweise paßt nicht in unser Programm.

Brot, Korn und Reis

Vollgetreide versorgen uns mit Eiweiß, Vitaminen und Mineralstoffen. Und zwar in bedeutenden Mengen. Aber wirklich nur, wenn sie auch Keim und Schale (Kleie) enthalten.
Entsprechend sollen wir die Wahl beim Einkauf treffen. Und nur jene Produkte wählen, die naturbelassen sind. Die Auswahl ist groß genug. Auch bei Brot. Bei Reis sollten wir nur zu Naturreis greifen, der viel besser schmeckt als der üblicherweise geschälte.
Und wir sollten auch Weizenkeime und Weizenschalen (Kleie) kaufen, die besonders reich an Vitaminen sind. Sie können viele Speisen hervorragend ergänzen und ihren Geschmack verbessern.
Zum Frühstück ist ein paarmal pro Woche ein Gericht aus Vollgetreide empfehlenswert. Zum Beispiel ein Brei aus Naturreis, Hafergrütze, Buchweizen oder Maisgrieß. Oder Müsli mit Vollkornflocken, Honig und Milch oder Joghurt.

Zucker

Technisch verfeinerter, raffinierter Zucker vernichtet Lebenskraft. Er erschöpft die Vitamine der Gruppe B und zerstört das Zusammenspiel der Mineralstoffe in unserem Körper. Deshalb wirkt er entkräftend, macht gereizt, dick und unruhig. Der Yoga-Schüler läßt ihn deshalb links liegen. Ebenso künstlich gewonnenen Süßstoff. Der Bedarf an Zucker kann dennoch befriedigt werden. Hier die Zuckerspender in der Reihenfolge ihrer Qualität für unsere Ernährung:

Trockenobst ist ein guter Ersatz für süßes Zuckerzeug, auf das wir leicht süchtig werden können, weil es den Blutzuckerspiegel rasch anhebt.
Sirup ist gut zum Süßen, weil er viel Eisen enthält.
Rübenzucker erhalten wir, indem wir ein Stück Zuckerrübe gut zerkauen.
Honig sollten wir nur verwenden, wenn er ungekocht und ungebleicht ist.
Johannisbrot können wir kauen oder gemahlen zum Süßen verwenden.
Brauner Zucker oder Rohzucker ist etwas besser als weißer Zucker.
Fruchtzucker ist für Diabetiker wichtig.

Die Gewürze

Die Yoga-Ernährung geht allen scharfen Gewürzen aus dem Weg. Sie warnt vor allem vor der Verwendung von einfachem Kochsalz. Denn das Salz trocknet aus, verhärtet, zieht zusammen, läßt verknöchern und engt ein. Besser ist es, natürliches

Salz sparsam zu verwenden. Zum Beispiel Meersalz, Kräutersalz und Selleriesalz. Verwenden Sie nur solches.
Scharf und aufreizend sind Pfeffer, Senf, Cayennepfeffer und Curry. Auf sie können wir gut und gern verzichten. Denn es gibt andere Gewürze, mit denen wir unsere Speisen wundervoll abschmecken können. Zum Beispiel mit milden Kräutern, frischem Knoblauch, Zwiebeln und Sojasoße. Auch scharfen Essig sollten wir meiden und dafür lieber Zitronensaft verwenden.

Wasser und Getränke

Wasser zum Trinken und Kochen muß rein sein. Wenn nötig, lassen Sie sich mit großen Flaschen Quellwasser beliefern. Oder kaufen Sie die kleineren im Laden. Wann immer wir es in unseren Rezepten brauchen, ist damit reines Wasser gemeint. Das ist sehr wichtig.
Obst- und Gemüsesäfte wurden schon in den entsprechenden Kapiteln behandelt. Denken Sie immer daran, daß wir nur naturreine Säfte verwenden wollen. Am besten frisch gepreßte, die die größte Lebenskraft enthalten. Gut und empfehlenswert sind außerdem Gemüsebrühe und Fruchtsäfte, die beim Dünsten entstehen. Am liebsten trinkt der Yogi jedoch alle Arten Kräutertee. Sie gibt es von vielen heilkräftigen Früchten und Pflanzen. Und sie wirken entsprechend.
Alle Getränke, die künstliche Reizmittel enthalten, läßt der Yogi weg. Weil die seinen Grundsätzen widersprechen. So verzichtet er gern auf Kaffee, schwarzen Tee, Cola und Alkohol. Letzterer entspannt nur künstlich oder heitert auf. Oder bewirkt beides zusammen. Und wenn die Wirkung nachläßt, bleibt der Körper nur schwer und schlaff zurück, und der Geist wird gewöhnlich abgestumpft und niedergeschlagen.

Leichte Weine bilden vielleicht eine Ausnahme, weil sie noch die harmlosesten unter den alkoholischen Getränken sind.
Wer dem Yoga-Programm mit Übungen, Meditationen und Ernährung weiter folgt, wird bald kein Verlangen mehr nach Reizmitteln wie Alkohol haben. Er wird vielmehr natürliche Freude empfinden. Und solch einen Überschwang an Lebenslust, daß er von selbst Reizstoffe wie den Alkohol zurückweist.
Doch noch ein Wort zum Trinken selbst. Wir sollten weder kochendheiße noch eiskalte Getränke zu uns nehmen. Und während einer Mahlzeit sollte so wenig wie möglich getrunken werden, weil Getränke die Verdauung behindern. Besser ist es, vor dem Essen etwas zu trinken und danach zu warten, bis das Essen verdaut ist. Bei einer leichtverdaulichen Mahlzeit, den Rezepten dieses Buches entsprechend, dauert das etwa 2 Stunden. Aber vorher werden Sie auch kaum Durst verspüren, wenn Sie sich an unsere Ernährungsweise halten. Die ja scharfe und durstmachende Gewürze meidet und durch das viele Obst und Gemüse so viel Flüssigkeit enthält, daß Sie nach dem Essen kaum durstig werden können.

Die Ernährung in der Familie

Wir glauben, daß die Yoga-Ernährung die beste ist. Und wir wissen, daß viele Mütter erkannt haben, wie wertvoll es ist, die Familie nach diesen Grundsätzen zu ernähren.
Der Übergang von der üblichen Kost zur Yoga-Ernährung muß in einer Familie behutsam vor sich gehen. Die meisten Frühstücksgerichte, Backwaren, Gemüsegerichte und natürlichen Zuckerspender können sofort eingesetzt werden. Weil sie so gut schmecken. Vorsichtiger sollte man jedoch bei Fleisch, Teigwaren und gewohnten Süßspeisen sein. Sie sollten nach und nach ganz langsam vom Speisezettel verschwinden.

Auf jeden Fall ist es taktisch klug, bei Fragen zu dem neuen Essen zu sagen, daß man etwas ausprobieren will. Bemerkungen wie »Das tut dir gut« oder »Das ist gesund« frustrieren eher und sollten deshalb gemieden werden.

Ich habe selbst vier heranwachsende Kinder und kenne die Probleme, die bei einer Umstellung der Ernährung entstehen können. Wenn Sie aber mit Leib und Seele bei der Sache sind, werden Sie bald auch die schwierigsten Situationen meistern. Ich schlage Ihnen vor, zum Beispiel den Kindern nie etwas ganz abzuschlagen. Besser ersetzen Sie das Gewohnte Schritt für Schritt – wann immer es geht. Denn es kommt darauf an, keinen Widerwillen hervorzurufen. Und noch ein Wort über Kleinkinder: Mit Hilfe eines Mixers können wir eine unendliche Zahl von Breiarten aus natürlichen Lebensmitteln zubereiten.

In Gesellschaft speisen

In Restaurants ist es in der Regel schwer, für uns passende Gerichte zu finden. Am besten hält man sich an Salate, Gemüse und Früchte. Und ißt vorher vielleicht noch etwas Trokkenobst, damit der Appetit im Restaurant nicht mehr so groß ist und Sie von den genannten Kleinigkeiten satt werden.

Wunderbar sind vegetarische Restaurants, die mit unseren Grundsätzen übereinstimmen. Es kann ein köstliches Erlebnis sein, in solchen Lokalen zu speisen. Vor allem, wenn der Koch erfinderisch ist. Dann werden Sie auf Zusammenstellungen und Zubereitungsarten stoßen, die Ihre eigenen Kochkünste erweitern. Das trifft zum Teil auch auf China-Restaurants zu. Wer zum Essen eingeladen ist oder an einem geschäftlichen Essen teilnimmt, sollte sich bei der Wahl der Speisen auf sein eigenes Urteil verlassen. Und durchaus auch mal etwas Unge-

wohntes essen, um Diskussionen über Ihre Ernährungsweise aus dem Weg zu gehen. Denn sie schwächen die Lebenskraft und erfüllen uninteressierte Zuhörer höchstens mit Widerwillen.
Wenn Sie selbst einladen, sollten Sie den Gästen zuliebe einige Kompromisse machen. Wenn Fleisch erwartet wird, sollten Sie es reichen. Und außerdem die leckersten Gerichte aus natürlichen Nahrungsmitteln servieren. Vielleicht werden Ihre Gäste dann zum erstenmal den wahren Geschmack von Obst, Gemüse, Brot und so weiter auf der Zunge spüren. Als leichte Erfrischung gibt es viele verschiedene Säfte. Meine Besucher werden immer mit einem solchen Getränk willkommen geheißen.

Der Weg zum richtigen Gewicht

Yoga-Übungen sollen den Körper von schädlichem Verhalten befreien. Yoga-Meditationen sollen den Geist befreien. Und die Yoga-Kost wird von Eßgewohnheiten befreien, die zu Übergewicht führen.
Wer sich auf natürliche Weise nach der Yoga-Lehre ernährt, hat keine Gier mehr nach all jenen Speisen, die dick machen. Es ist deshalb nicht notwendig, in der Yoga-Ernährung ein extra Schlankheitsprogramm aufzustellen. In der Regel wird jeder mit unserer Ernährungsweise auf sein richtiges Gewicht kommen und es auch behalten.

Fasten

Bevor man mit dem Programm der Yoga-Ernährung beginnt, sollte man ein oder zwei Tage fasten. Dabei dürfen wir reines

Wasser trinken, wenn wir Durst haben. Das reinigt den Körper und schärft den Geschmackssinn, damit er Gefallen an den neuen, natürlichen Nahrungsmitteln finden kann.
Wer nicht so enthaltsam sein kann, der sollte einige Tage lang nur frische Säfte trinken.

Wo gibt es natürliche Nahrungsmittel?

Es ist nicht immer leicht, das Gewünschte zu bekommen. Viele Erzeugnisse erhalten wir in Reformhäusern, die es sich zur Aufgabe gemacht haben, naturbelassene Produkte zu verkaufen. Diese Läden führen Brot und Getreideerzeugnisse, ungesalzene Nüsse und Nußmuse, ungeschwefeltes Trockenobst und ziemlich frische Säfte, Käse und andere Milchprodukte, natürliche Würzen und biologisch angebautes Obst und Gemüse. Manche Bäcker haben Brot und Brötchen aus Vollkorngetreide, und frisches Quellwasser gibt es im Getränkehandel. Etliche Kaufhäuser und einige Supermärkte führen in ihrem Riesensortiment auch naturbelassene Produkte – zum Teil in Diätabteilungen. Außerdem gibt es in den Großstädten auf einigen Wochenmärkten Stände mit biologisch angebautem Obst, Gemüse und frischen Kräutern.
Die Nachfrage für naturbelassene Produkte nimmt erfreulicherweise immer mehr zu. Und so wird auch das Angebot immer besser. So daß wir ohne allzu große Mühe das Yoga-Ernährungsprogramm durchführen können. Beim Einkauf ist es jedoch unumgänglich, daß Sie stets die Aufschriften der Verpackungen aufmerksam lesen. Denn wenn ein Produkt Zusatzstoffe enthält, die wir ja nicht wollen, muß es laut deutschem Lebensmittelgesetz auf der Verpackung vermerkt sein.

Die praktische Yoga-Küche

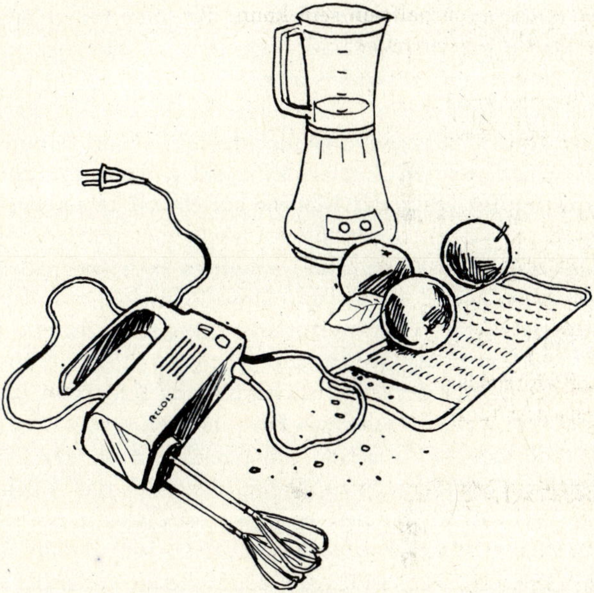

Für die Zubereitung der Speisen brauchen Sie so dies und das. Was Sie wofür gut gebrauchen können, sagen wir Ihnen hier.
Ein einfacher *Mix- oder Schüttelbecher* mit festschließendem Deckel ist gut für Getränke, wenn die aus flüssigen und feinen Zutaten gemixt werden sollen.
Der *elektrische Mixer* – ein Einzelgerät oder als Zusatz zu einer Küchenmaschine – ist unentbehrlich zum Pürieren von festen und weichen Zutaten. Wir sollten ihn aber nicht überbeanspruchen und große Mengen auf einmal hineingeben. Besser ist es, Nüsse darin in kleinen Mengen zu mahlen. Und Gemüse oder Obst schon grob geschnitten nach und nach in den laufenden Mixer zu geben. Dabei Flüssigkeit hinzufügen, wenn das Gerät sich schwertut und festzulaufen droht.
Kleine Mengen lassen sich auch sehr gut mit dem *Schneidstab des Handmixers* zerkleinern. Gemüse und Kartoffeln (gekocht) kann man damit zu sahnigem Püree machen.
Eine *Zitruspresse* brauchen wir zum Entsaften von Orangen, Zitronen und Grapefruits. Dabei lohnt sich die Anschaffung eines elektrischen Gerätes, wenn wir oft Zitrusfrüchte auspressen. Weil es schneller geht und die Saftausbeute größer ist.
Zum Entsaften von anderem Obst brauchen wir einen elektrischen *Entsafter*, der die Früchte sehr fein zerkleinert und durch Zentrifugalkraft feste und flüssige Teile voneinander trennt. Sehr vorteilhaft ist dabei, daß wir das Obst nur waschen und gegebenenfalls entsteinen brauchen, bevor wir es durch den Entsafter treiben. Und sehr gut ist es, daß diese Säfte auch feinst zerkleinerte, feste Bestandteile beinhalten. Auch Gemüse und Kräuter können wir mit diesem Gerät gut entsaften. Und Kartoffelpufferteig können wir darin machen, indem wir geschälte Kartoffeln hindurchtreiben und danach flüssige und feste Bestandteile wieder vereinen.
Die Moulinette ist fein für das Zerkleinern von mehr oder

weniger festen Zutaten in kleinen Mengen. Ausgenommen sind hier Trockenfrüchte, weil die so klebrig sind.

Für das Zerkleinern von Trockenobst ist einzig der *Fleischwolf* empfehlenswert. Sie brauchen ihn, wenn Sie zum Beispiel Konfekt aus diesem Buch zubereiten möchten. Und damit nicht zuviel von dem wertvollen Trockenobst im Gerät hängenbleibt, geben Sie zuletzt ein bis zwei trockene Brötchen hindurch.

Die gute alte *Mandelmühle* zerkleinert auch andere Nüsse wie Pecans, Walnüsse, Pistazien, Pinienkerne und Haselnüsse. Außerdem getrocknete Samen.

Ein *Schnitzelgerät* zum Handmixer oder zur Küchenmaschine beschleunigt die Zubereitung vieler Salate. Es ist auch gut, um Suppengemüse zu zerkleinern, das nur ganz kurz gekocht und noch knackig bleiben soll.

Reibe und Hobel reichen aus, wenn wir kleine Mengen Obst und Gemüse raspeln oder in feinste Scheiben hobeln möchten.

Für die Zubereitung von Joghurt gibt es spezielle »Brutkästen«, in denen man Joghurt selbst gewinnen kann. Am besten aus Vorzugsmilch, weil das eine rohe, nur gekühlte Milch ist.

Diverse Gerichte werden im Backofen zubereitet. Dafür brauchen Sie *Auflaufformen* in verschiedenen Größen – flache und tiefe.

Zum Backen von Kuchen und Brot benötigen Sie mindestens eine Springform und mehrere längliche *Kastenformen*. Und für Brötchen aus weichem Teig gibt es *Pfitzaufformen* – das sind meist sechs kleine, aneinanderhängende Formen in Tassengröße. Ersatzweise kann eine Spiegeleierpfanne verwendet werden.

Alle *Töpfe* sollten emailliert oder aus Edelstahl sein – aber bitte nicht aus Aluminium. Denn das ist ein sehr weiches

Material, das nur allzu leicht ins Essen gelangen kann und nicht soll!

Zum Dämpfen von Spargel oder Brokkoli brauchen wir einen sehr schmalen, hohen Topf. Weil das Gemüse darin aufrecht stehend in wenig Wasser gedämpft werden soll. Der Deckel des Topfes muß deshalb auch fest aufliegen und den Topf gut verschließen.

Ein festschließender Kochtopf mit Siebeinsatz ist nötig, um anderes Gemüse und Obst schonend zu garen.

Zum Braten sind zweierlei *Pfannen* gut. Schwere für Speisen, die schnell bei großer Hitze knusprig gebraten werden sollen. Und Pfannen mit Antihaftschicht für Gerichte wie Pfannkuchen und Eiergerichte, die nur über mittlerer bis schwacher Hitze garen sollen und in anderen Pfannen leicht hängenbleiben. Es ist sinnvoll, wenn beide Pfannen festschließende Deckel haben. Weil man dann auch so einiges darin dünsten oder schmoren kann.

Ein *Waffeleisen* ist wundervoll für frisches Gebäck, das man gleich neben dem Kaffeetisch zubereiten kann. Wer keines besitzt, kann aus einem Waffelteig auch kleine Pfannkuchen in einer nicht haftenden Pfanne braten.

Ungewöhnlich ist der Gebrauch einer *Thermosflasche* in der Küche. Aber wir brauchen eine, um darin unser Körnerfrühstück zuzubereiten.

Überbackene Gerichte gelingen im *Grilltoaster* oder im *Grill*. Aber auch auf der obersten Schiene im sehr heißen Backofen (200 bis 250 Grad) können wir überbacken.

Wie wir übliche Zutaten durch gesündere ersetzen können

Gewohnte und liebgewonnene Speisen können wir gesünder machen, indem wir einige Zutaten austauschen. Dafür ein paar Beispiele.

Ersetzen Sie 2 EL Kakao durch 4 EL Johannisbrotmehl (Nestargel). Nehmen Sie statt weißem Zucker braunen oder Bienenhonig. Und ersetzen Sie weißes Mehl durch ein bißchen weniger Vollkorn-Weizenmehl. Wir empfehlen Ihnen, damit ruhig ein wenig zu experimentieren.

Getreide-Frühstücke

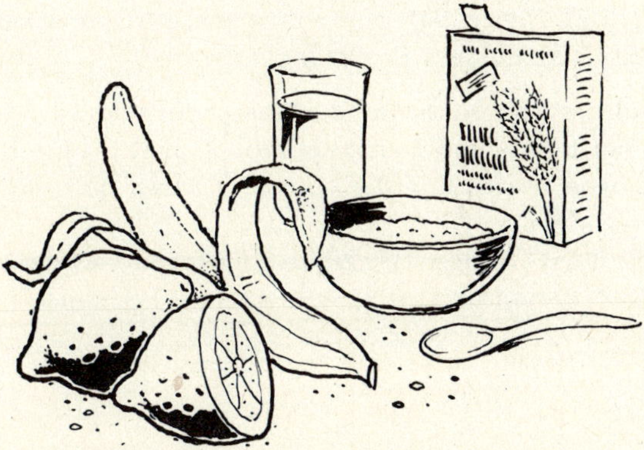

Schweizer Frühstück

125 g Haferkörner, 6 Äpfel, 250 g frische Beeren (wenn zu haben), 3 EL Honig, Saft von 2 Zitronen, 4 EL geriebene Mandeln oder Haselnüsse, 1 Becher Joghurt

Haferkörner über Nacht in 1/4 l Wasser einweichen. Äpfel waschen, mit Schale und Kernhaus grob in eine Schüssel reiben. Gewaschene Beeren und die übrigen Zutaten hinzufügen und gut vermischen.
Das Müsli mit Orangensaft, Milch oder Joghurt servieren.

Weizenmüsli

250 g Weizenkörner, 125 g Rosinen

Weizenkörner im Mixer grob zerkleinern oder bei gröbster Einstellung durch die Kaffeemühle geben. Mit Rosinen und 1 Liter Wasser über Nacht einweichen.

Weizenkeimfrühstück

125 g abgezogene Sonnenblumenkerne, 125 g Rosinen, Saft von 1 Zitrone, 2 Äpfel, 3 Bananen, 8 EL Weizenkeime, 1/4 l Joghurt

Sonnenblumenkerne und Rosinen in Zitronensaft und 1/4 l Wasser über Nacht oder 1 Stunde vor dem Frühstück einweichen. Äpfel waschen und grob dazureiben. Die Bananen schälen, in Scheiben schneiden. Mit Weizenkeimen dazugeben und gut mischen. In Portionen anrichten und Joghurt darübergeben.

Vollkornmüsli

7 EL Weizenkeime, 2 TL gemahlene Sonnenblumenkerne, 4 TL Hefeflocken, 3 TL Sesamsaat, 2 EL brauner Zucker, 3 TL Reisflocken, 3 TL Minzsaat oder grüne Minze

Alle Zutaten gut miteinander vermischen und in Schälchen anrichten. Dazu Milch servieren.

Thermosflaschen-Frühstück

10 EL Weizenkörner, je 5 EL Gersten- und Haferkörner, 1 EL abgezogene Sonnenblumenkerne

Die Körner in 3/4 l kochendes Wasser geben und 1 Minute kochen. In eine ausreichend große Thermosflasche geben, verschließen und bis zum nächsten Abend stehen lassen. Dann jeweils die Körner abgießen und für das Frühstück am anderen Morgen verwenden. Die übrige Flüssigkeit auf 3/4 l ergänzen und jeden Abend wie oben vorbereiten.

Gedünsteter Reis

250 g Naturreis

1 Liter Wasser aufkochen, den Reis einrieseln lassen. Zugedeckt auf schwacher Hitze 30 bis 40 Minuten ausquellen lassen. Nach Belieben mit Honig süßen und mit Milch oder Joghurt und Früchten servieren.
Oder Brei von Naturreis in Flockenform kochen. Dafür 160 g Reisflocken in 1 Liter kaltem Wasser aufsetzen und unter Rühren zum Kochen bringen. Nur 2 bis 3 Minuten weiterkochen.

Gedünstete Buchweizengrütze

250 g Buchweizengrütze, 1/4 TL Meersalz

1/2 Liter Wasser aufkochen, die Grütze einrieseln lassen. Umrühren, salzen und zugedeckt über schwacher Hitze etwa 15 Minuten leise kochen.
Mit Honig, Milch oder Joghurt und Früchten servieren.

Getränke

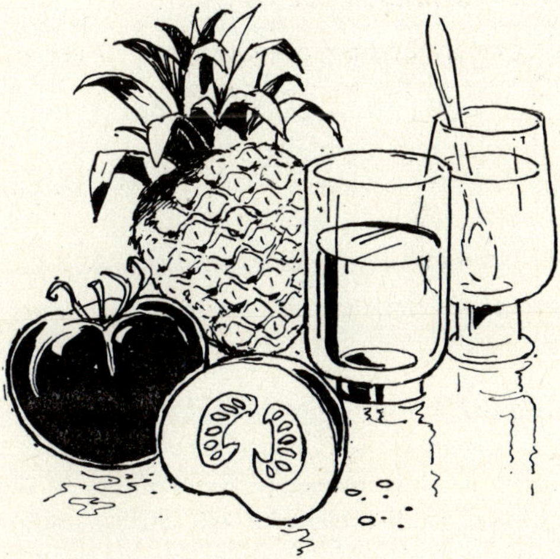

Oasentrunk
für 1/2 Liter

1 kleine Banane, 1 gehäufter EL feingehackte Datteln, 1 EL Sesampaste, 4 EL Kokosmilch, 1/4 l Milch

Geschälte und geschnittene Banane in den laufenden Mixer geben, dazu nach und nach die übrigen Zutaten. Alles fein pürieren und sofort servieren. Oder zuerst gut durchkühlen lassen.

Johannisbrot-Milchmix I
für 3/4 Liter

1 Banane, 1 EL Nußmus einer beliebigen Sorte, 1 EL Honig oder Sirup, 2 EL gemahlenes Johannisbrot, 1/2 l Milch

Die Zutaten in der beschriebenen Reihenfolge in den laufenden Mixer geben. Kurz mixen, bis ein leicht sämiges Getränk entstanden ist.

Johannisbrot-Milchmix II
für 1/2 Liter

1 EL gemahlenes Johannisbrot, 1 EL Sesampaste, 1 EL Honig, 1/2 Banane, reichlich 1/4 l Milch

Alle Zutaten nach und nach in den laufenden Mixer geben und glatt verquirlen. Sofort servieren oder zunächst gut kühlen.

Kokosnußmilch

Einer Kokosnuß ein Auge einstechen und die Milch daraus in eine Schüssel fließen lassen. Dann mit einem spitzen Hammer rings um die Mitte klopfen, bis die Nuß aufbricht.

Das weiße Fleisch herauslösen, in einen laufenden Mixer geben und zerkleinern. Das Püree in eine Schüssel geben, mit 1/4 Liter kochendem Wasser überbrühen und 30 Minuten ziehen lassen. In ein feines Sieb geben und die Milch in der Schüssel mit der Kokosmilch auffangen.
Für Getränke, Desserts und Soßen verwenden. Übriges Kokosnußfleisch für Desserts und Kuchen verbrauchen. Die Milch nach Belieben auch tiefgekühlt aufbewahren.

Apfel-Grapefruit-Drink
für 1/2 Liter

1/8 l Grapefruitsaft, 1/4 l Apfelsaft, 2 TL Hefeflocken, 1 TL Joghurt, 4 EL Rosinen

Alle Zutaten in den laufenden Mixer geben und gut verquirlen. Sofort oder etwas später durchgekühlt servieren.

Fruchtsaftgetränk
für 1/2 Liter

1/8 l Papayasaft, 1/8 l Orangensaft, 1/8 l Ananassaft, 1/8 l Kokosnußmilch

Säfte und Kokosnußmilch zusammenschütten und mixen oder kurz mit dem Schneebesen verquirlen.

Ananas-Drink
für 1/2 Liter

1 TL Sonnenblumenkerne, 2 TL Weizenkeime, 3/8 l Ananassaft, 1 Banane, 1 EL Joghurt

Die Zutaten in der genannten Reihenfolge in den Mixer geben und zu einem glatten Getränk verquirlen.

Dattel-Milchmix
für 1/2 Liter

125 g Datteln ohne Kerne, 1 EL gemahlenes Johannisbrot, 1 TL Nußmus einer beliebigen Sorte, 1/4 l Milch

Datteln grob schneiden, mit den übrigen Zutaten nach und nach in den laufenden Mixer geben und fein pürieren. So oder gut gekühlt servieren.

Grüner Gemüse-Drink
für 1/2 Liter

250 g Sellerie, 250 g Möhren, 2 Bund Petersilie, 1 Kästchen Kresse, 4 EL Spinat

Sellerie, Möhren und Petersilie waschen und grob schneiden. Durch den Entsafter treiben. Kresse und Spinat in den laufenden Mixer geben und den Gemüsesaft hinzufügen.
Kresse und Spinat nach Belieben auch ein wenig reichlicher verwenden und mit durch den Entsafter treiben.

Johannisbrotgetränk
für 1/4 Liter

1 EL gemahlenes Johannisbrot, 1 TL Weizenkeime, 1 Löffelspitze Vanillemark, 1 Eigelb, 1/4 l Milch

Zuerst die trockenen Zutaten, Eigelb und wenig Milch mit dem Schneebesen verquirlen. Dann die übrige Milch dazurühren.

Apfelsaftgetränk
für 1/4 Liter

1 EL Joghurt, 1–2 EL Hefeflocken, 1/2 TL Vanillemark, 1/4 l Apfelsaft

Joghurt mit Hefeflocken und Vanillemark gut verquirlen, dabei den Apfelsaft nach und nach dazugießen.

Drink zum Zunehmen
für 1/2 Liter

1 Ei, 1 EL Hefeflocken, 1 TL Cashewnußmus, 1 TL Distelöl, 1 EL Möhren-Eiscreme (siehe Desserts), 1/4 l Orangensaft

Die Zutaten in der genannten Reihenfolge in den laufenden Mixer geben und gut pürieren. Oder mit einem Schneebesen gut verschlagen.

Ananas-Möhren-Getränk
für 1/4 Liter

1/8 l Ananassaft, 1/8 l Möhrensaft, 1 TL Zitronensaft, 1 TL gemahlene Kokosnuß, 2 TL Hefeflocken

Alle Zutaten im Mixer gut verquirlen, dabei Kokosnuß auch im Stück hinzufügen.
Möhrensaft am besten mit Hilfe eines Entsafters selbst zubereiten. Dann ein Stück Kokosnuß gleich mit durch den Entsafter geben und die übrigen Zutaten mit dem Schneebesen einrühren.

Grapefruit-Drink
für gut 1/4 Liter

1 EL Joghurt, 1 TL gemahlenes Johannisbrot, 1 EL Sonnenblumenkerne, 1 EL Hefeflocken, 1/4 l Grapefruitsaft

Joghurt und die übrigen Zutaten in der genannten Reihenfolge in den laufenden Mixer geben und gut miteinander verquirlen.

Dattelmilch
für 1/4 Liter

3 Datteln, 1 EL Kokosnuß, 1 TL Weizenkeime, 1 TL Distelöl, 1/4 l Milch

Datteln entkernen und grob schneiden. In den laufenden Mixer geben, dazu nach und nach die übrigen Zutaten.

Energie-Drink
für gut 1/4 Liter

1 TL Joghurt, 1 TL Nußmus einer beliebigen Sorte, 1 TL Sesam- oder Distelöl, 1/8 l Backpflaumensaft, 1/8 l Apfelsaft

Joghurt, Nußmus und Öl in einen Rührbecher geben und gut verquirlen. Den Saft dazurühren.

Gemüsesaft-Drink I
für 1/2 Liter

250 g Möhren, 250 g Sellerie, knapp 1/4 l Tomatensaft, 1 EL Hefeflocken

Möhren und Sellerie waschen, grob schneiden und durch den Entsafter treiben. Den Saft mit Tomatensaft auf 1/2 Liter auffüllen. Hefeflocken hineinrühren.

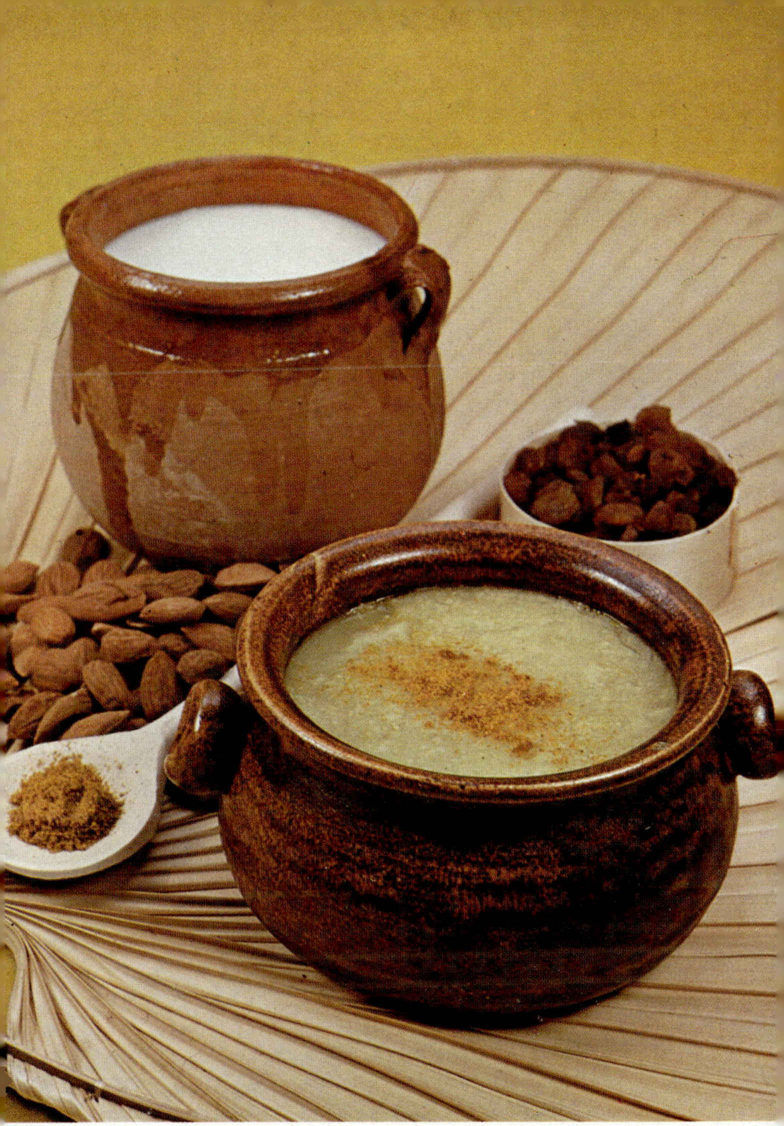

Erbsensuppe, indisch
(Rezept Seite 71)

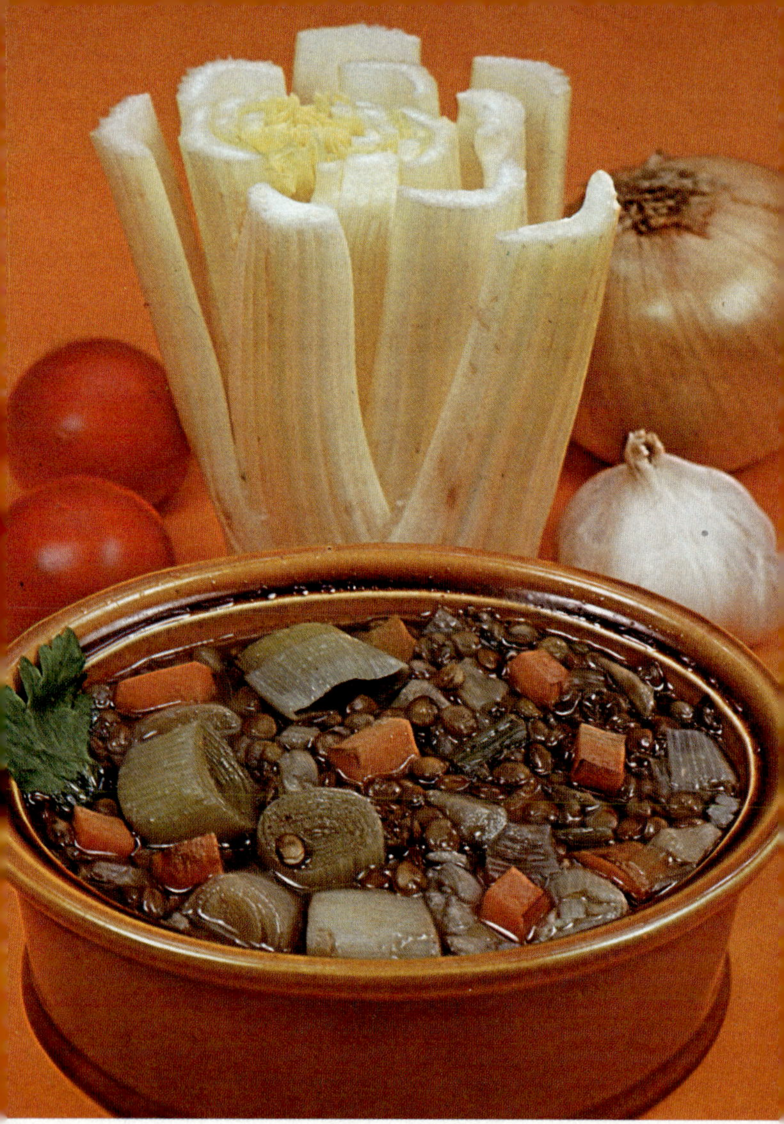

Linsensuppe
(Rezept Seite 71)

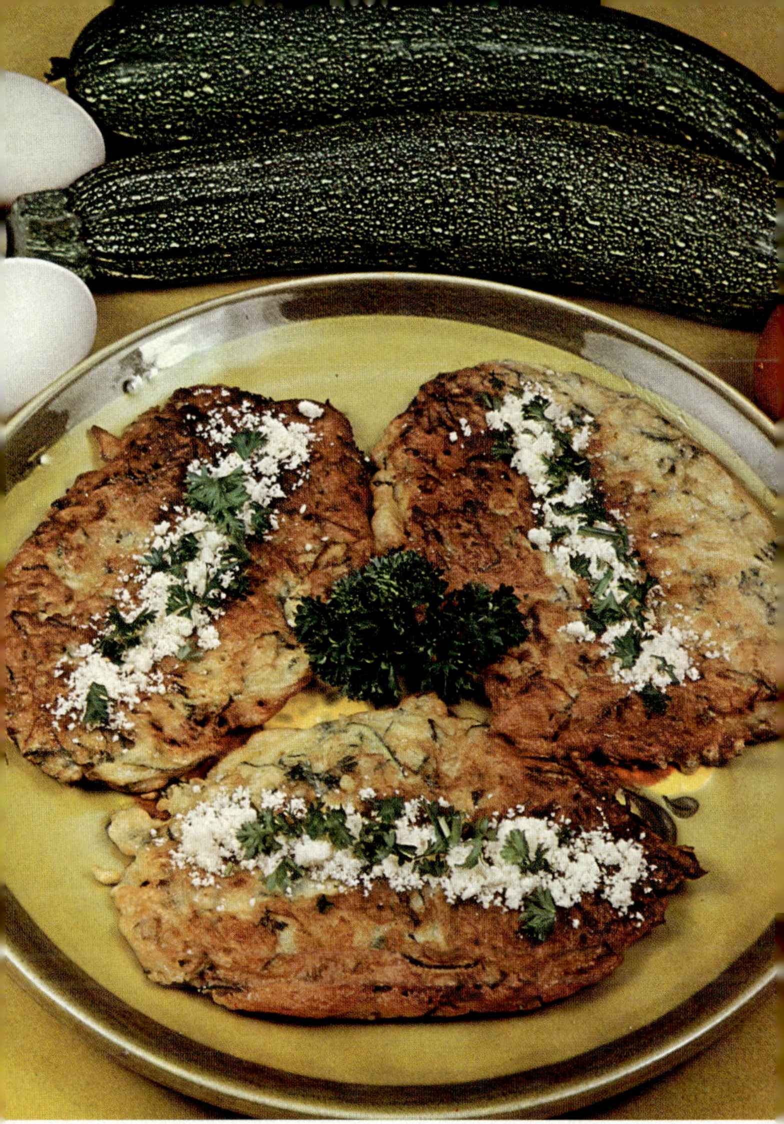

Zucchini-Pfannkuchen
(Rezept Seite 129)

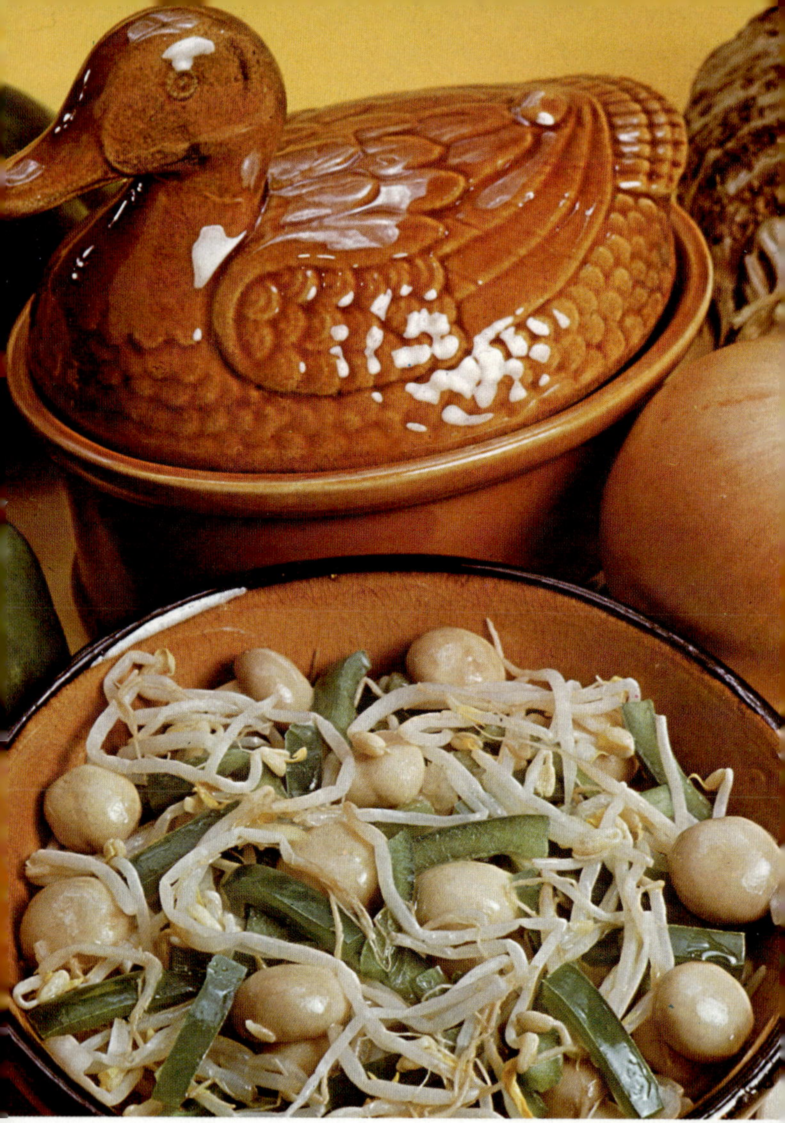

Chinesisches Gemüse
(Rezept Seite 123)

Gemüsesaft-Drink II
für $^1/_2$ Liter

250 g rote Bete, 250 g Salatgurke, 250 g Möhren, 1 EL Hefeflocken

Das Gemüse waschen, grob schneiden und durch den Entsafter treiben. Saft mit Hefeflocken verquirlen.

Fruchtsaftgetränk mit Ei
für gut $^1/_4$ Liter

1 Ei, 1 TL Honig, $^1/_8$ l Orangensaft, $^1/_8$ l Papayasaft

Ei und Honig mit dem Schneebesen gut verquirlen. Die Fruchtsäfte dabei nach und nach hinzufügen.

Gemüse- und Obstsaft-Drink
für $^1/_2$ Liter

2 Datteln, 1 Banane, 1 EL Weizenkeime, $^1/_8$ l Möhrensaft, $^1/_8$ l Papayasaft oder Kokosnußmilch

Datteln entkernen. In den laufenden Mixer geben, dazu Banane, Weizenkeime, Möhrensaft und Papayasaft oder Kokosnußmilch.

Salat im Glas
für gut 1 Liter

$^1/_2$ Salatgurke, $^1/_2$ Stangensellerie, 1 junge Zwiebel mit Grün, $^1/_4$ grüne Paprikaschote, 2 Tomaten, 3 Stengel Petersilie, $^1/_2$ l Tomatensaft

Gemüse und Petersilie waschen und grob zerschneiden. Nach und nach in den laufenden Mixer geben und dabei etwas Tomatensaft hinzufügen, bis alles gut püriert ist. Dann den übrigen Tomatensaft hinzufügen.

Möhren-Milchmix
für gut 1/4 Liter

1/8 l Möhrensaft, 1/8 l Milch, 4 EL Mandelmus, 2 TL Weizenkeime

Alle Zutaten in einen hohen Becher geben und gut mit dem Schneebesen verquirlen.

Ananasgetränk
für 1 Liter

500 g frische Ananas, 2 EL Kokosnußmilch, 1/2 l Mineralwasser

Ananas waschen, in Stücke schneiden und durch den Entsafter treiben. Den Saft mit Kokosnußmilch verquirlen und mit Mineralwasser auffüllen.

Ferienpunsch
für 10 Personen

1 l Apfelmost, Saft von 6 Orangen, 3/4 l Preiselbeersaft, 4 EL Zitronensaft, 8 EL Honig, 1 Orange, etwa 10 Gewürznelken, Zimtstangen

Fruchtsäfte und Honig in eine Bowle geben und gut verrühren. Orange in Scheiben schneiden, Gewürznelken in die Scheiben stecken. Mit in die Bowle geben, 2 bis 3 Zimtstangen hinzufügen und die Bowle gut durchkühlen. Oder das Getränk erhitzen, in Punschgläser füllen und je eine Stange Zimt hineingeben.

Tomatengetränk

für 1/4 Liter

1/4 l Tomatensaft, 1 TL sehr fein gehackte Petersilie, 1 TL Weizenkeime, 1 EL Joghurt

Die Zutaten mit dem Schneebesen verquirlen oder im Mixbecher tüchtig schütteln, bis sie gut gemischt sind.

Früchtemilch

für 1/4 Liter

1/8 l Milch (Vorzugsmilch oder Magermilch), 1/8 l beliebiger Fruchtsaft, 1/2 TL Honig

Die Zutaten mit dem Schneebesen verquirlen oder im Mixbecher schütteln. Sofort danach trinken.

Zitronenlimonade

für 1 kleines Glas

1 Zitrone, 1 TL Honig, etwas Mineralwasser

Zitronensaft auspressen und gut mit dem Honig verrühren. Ins Glas geben und mit Mineralwasser auffüllen. Nach Belieben ein Stück Zitronenschale hineinhängen.

Kräutertee

Jeweils 3 bis 5 TL frische oder getrocknete Kräuter in eine vorgewärmte Teekanne geben und mit brausend kochendem Wasser (etwa 1 Liter) übergießen. Etwa 5 Minuten ziehen lassen, bis der Tee kräftig genug ist. Dann abseihen und servieren. Einige vorzügliche Kräuter dafür sind:
Bockshornklee, Brombeerblätter, Fenchel, Hagebutten, Isländisch Moos, Kamilleblüten, Lavendelblüten, Lindenblüten, Luzerne, Malve, Petersilie, Pfefferminze, Ysop (nur frisch).

Kalter Tee

4 TL der bevorzugten Kräuter oder eine Kombination aus verschiedenen Kräutern in eine Kanne geben. Mit 1 Liter Quellwasser oder destilliertem Wasser übergießen und ziehen lassen, bis der Tee stark genug ist. Dann durch ein feines Sieb geben und gut durchkühlen. Mit Honig, Zitronensaft und etwas frischer Pfefferminze servieren.

Gemüsegetränk
für 1/2 Liter

250 g Sellerie, 250 g Möhren, 1 Kästchen Kresse, 2 Stengel Petersilie, 1/8 l Tomatensaft, 1 TL Zitronensaft, 2 TL Hefeflocken

Sellerie, Möhren und Kräuter waschen und gegebenenfalls grob zerschneiden. Durch den Entsafter treiben und mit Tomatensaft, Zitronensaft und Hefeflocken verquirlen.

Ananas-Kokos-Drink

für 1/4 Liter

1/8 l Kokosnußmilch, 1/8 l Ananassaft, 1 TL Weizenkeime, 1 EL Joghurt

Die Zutaten gut miteinander verquirlen und am besten etwas gekühlt servieren.

Möhren-Kokos-Getränk

für 1/2 Liter

400 g Möhren, 200 g Sellerie, 2 Stengel Petersilie, 1/8 l Kokosnußmilch, 1 TL Hefeflocken

Möhren und Sellerie sowie Petersilie waschen und grob schneiden. Dann durch den Entsafter treiben. Den gewonnenen Saft mit der Kokosnußmilch und den Hefeflocken mischen.
In Portionsgläser füllen und sofort servieren.

Appetithappen, Sandwiches und Hors d'œuvres

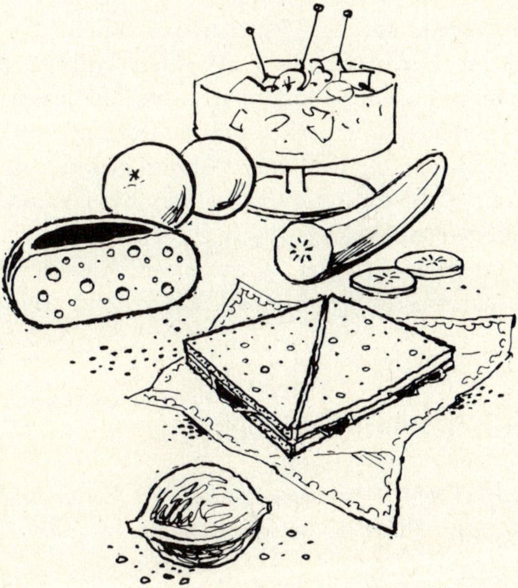

Bohnenquark

¼ l vollfettes Sojamehl, Saft von 2 Zitronen

Sojamehl mit dem Schneebesen in ¼ l kaltes Wasser rühren und glatt verquirlen. ½ l Wasser aufkochen, das angerührte Sojamehl hineinrühren und 5 Minuten kochen. Zitronensaft hinzufügen und den Bohnenquark abkühlen lassen. Dann in ein Tuch geben, die Zipfel zusammenbinden und den Quark abtropfen lassen. Danach mit Wasser bedeckt und gut verschlossen im Kühlschrank aufbewahren. Bis 1 Woche.
Bohnenquark – auch Tofu – gibt es auch fertig zu kaufen. Er ist reich an hochwertigem, pflanzlichem Eiweiß. Wir können ihn fein geschnitten in Suppen geben und verwenden wie Cottage-Käse.

Bohnenquark mit Zwiebeln

400 g Bohnenquark (s. Rezept oben), 3 Zwiebeln, 4 EL Weizenkeim- oder Distelöl, ½ EL Maisstärke (Maizena), ½ EL Sojasoße

Bohnenquark mit Küchenkrepp trockentupfen und in 2 cm große Scheiben schneiden. Zwiebeln schälen und in Ringe schneiden. In Öl weich dünsten. Bohnenquark hinzufügen und kurz mitdünsten. Maisstärke mit gut ⅛ l Wasser und Sojasoße verquirlen, dazurühren und aufkochen lassen.

Nußmus-Sandwich

Gleiche Teile Nußmus von Mandeln, Cashews und Erdnüssen mischen. Rosinen-Vollkornbrot damit bestreichen. Die Hälfte der Scheiben mit feingeschnittenen Datteln bestreuen. Die übrigen Brote mit Bananenscheiben belegen. Die belegten Schnitten zusammenklappen und in mundgerechte Stücke schneiden. Mit kleinen Scheiben Obst garnieren, die zuvor in Zitronensaft gewendet werden sollten, damit sie ihre Farbe behalten. Verwendet werden können Birnen, Äpfel und andere Früchte nach Belieben.

Hors d'œuvres

Hier geht es um die kleinen Appetithappen, die wir bei Partys, Empfängen oder vor einem Menü reichen können. Empfehlenswert ist dafür immer eine reichhaltige Käseplatte mit verschiedenen Sorten Käse. Zum Beispiel mit Chester, Münster, Emmentaler (Schweizer) und Gouda, um nur einige zu nennen. Eine gute Ergänzung dazu ist eine Platte mit Früchten aller Art. Zum Beispiel mit Weintrauben, gefüllten Backpflaumen, Pfirsichen und Äpfeln in feinen Spalten, Papayas in dünnen Scheiben und Ananas in kleinen Stücken.
Das Brot dazu backen wir am besten selbst. Vollkornkräcker mit und ohne Sesam sowie Vollkornbrote verschiedener Art. Aber man kann Vollkornkräcker, Vollkornknäckebrot, Weizenkeimtoast, Roggen- und Weizenvollkornbrote sowie Pumpernickel auch fertig kaufen. Das Brot schneiden wir für eine Platte mit belegten Schnitten in sehr dünne Scheiben und teilen diese in Viertel oder Drittel. Sie können die Scheiben zum Beispiel belegen mit:
Chester und geriebenem Apfel; Avocado in Scheiben, Schnittlauch und Zitronensaft; Quarkcreme und Kresse; Artischokkenherzen, Olivenöl und Zitronenscheibe; Chester und schwarzen Oliven. Und Sie können die Schnittchen auch mit Nußmus aller Art sowie mit Brotaufstrichen aus diesem Buch zubereiten.

Erbsen-Sesam-Paste

200 g Kichererbsen oder graue Erbsen, 200 g Sesamsamen, etwas Sesamöl, 4 EL Olivenöl, 1 frische Zwiebel mit Grün, 2 TL Meersalz, 2 EL feingehackte Petersilie

Erbsen über Nacht in 1/2 l Wasser einweichen. Am nächsten Tag im Einweichwasser aufkochen und zugedeckt auf kleiner Hitze in etwa 2 Stunden weich werden lassen. Etwas abkühlen lassen und dann nach und nach in den laufenden Mixer geben und pürieren. In eine Schüssel umfüllen.
Die Sesamsamen im Mixer fein zerkleinern. Dabei so viel Sesamöl hinzufügen, daß eine cremige Masse entsteht. Zum Schluß die Zwiebel kurz mitmixen und dabei fein zerkleinern. Die Sesamcreme zum Erbsenmus geben, Meersalz und Petersilie hinzufügen. Alles gut miteinander mischen und abschmekken. Am besten gut durchgekühlt servieren, weil die Paste dann besonders gut schmeckt. Auf Vollkornbrot mit Kresse.

Möhrenaufstrich mit Honig

3 Möhren, 1 EL Honig, etwas Joghurt

Möhren schälen, in Scheiben schneiden und nach und nach in den laufenden Mixer geben. Dabei Honig und so viel Joghurt hinzufügen, daß eine streichfähige Creme entsteht.

Frucht-Nußmus

125 g Nußmus einer beliebigen Sorte, 3 EL Rosinen, 1/2 Orange, etwas Joghurt oder Orangensaft

Nußmus, Rosinen und geschälte und entkernte Orange im Mixer fein pürieren. Ganz wenig Joghurt oder Orangensaft hinzufügen, so daß eine lockere, streichfähige Creme entsteht.

Dattel-Nuß-Creme

250 g Datteln, 125 g Nüsse einer beliebigen Sorte, etwas Joghurt

Datteln entkernen und in kleine Stücke schneiden. Nach und nach in den laufenden Mixer geben und dabei Nüsse und so viel Joghurt hinzufügen, daß die Creme schön glatt und streichfähig wird.

Quarkcreme mit Nüssen

125 g Quark, 50 g gemahlene Walnüsse, etwas Joghurt

Quark und Nüsse gut verrühren. Etwas Joghurt hinzufügen, so daß die Creme locker und gut streichfähig wird.

Sesam-Weizen-Kräcker

4 EL Öl, 1/4 TL Salz, 175 g Vollkorn-Weizenmehl, 2 EL sehr kaltes Wasser, Sesamsamen zum Bestreuen

Öl und Salz in eine große Schüssel geben. Mehl dazugeben und einen Teig mischen. Dabei das kalte Wasser nach und nach hinzufügen. Nicht mehr als nötig kneten und den Teig im Kühlschrank gut durchkühlen lassen.
Dann sehr dünn ausrollen und in kleine Stücke schneiden. Diese mit Sesamsamen bestreuen und auf ein mit Öl bestrichenes Backblech legen. Bei 175 Grad in den Backofen geben und in etwa 10 Minuten hellgelb und knusprig backen. Sesam-Weizen-Kräcker können Sie auch fertig kaufen.

Apfelpaste

7 bis 8 Äpfel, 1/8 l Honig, Zimt, Muskatblüte, Ingwer, Knoblauch

Äpfel schälen, vierteln und entkernen. Mit Honig und Gewürzen in eine tiefe Pfanne geben, mit Wasser bedecken und zum Kochen bringen. Auf kleine Hitze zurückschalten und die Äpfel zugedeckt 3 bis 4 Stunden kochen. Dabei gelegentlich umrühren. Die Paste ist fertig, wenn sie ganz dick und dunkelbraun geworden ist. Sie kann noch im Mixer püriert werden, wenn man sie ganz glatt haben möchte.
Ähnlich ist Apfelkraut, das es fertig zu kaufen gibt. Das braucht man nur noch mit Honig und Gewürzen zu mischen.
Auch andere Früchte können für eine solche Paste verwendet werden.

Mineralstoffreiche Kartoffel-Locken

Rohe Kartoffeln unter fließendem Wasser ganz sauber waschen und bürsten. 1/2 cm dick abschälen. Eine schwere Pfanne mit Margarine oder Öl erhitzen. Die Kartoffelschalen hineingeben und darin braten, bis sie sich zu Locken aufrollen und gar sind. Die übrigen Kartoffeln können sehr gut für einen Brotteig verwendet werden. Im Mixer püriert und einmal aufgekocht, können wir sie für jedes Gebäck verwenden. Und sein Aroma damit verbessern.

Nußmus

Cashews, Erdnüsse, Haselnüsse, Mandeln, Paranüsse, Pistazien oder Walnüsse, etwas Sesamöl

Nüsse nach und nach in den laufenden Mixer geben und dabei etwas Öl hinzufügen, so daß eine feste Paste entsteht. Immer nur wenig Nüsse auf einmal so verarbeiten. Und bei Nüssen wie Erdnüssen oder Cashews nur wenig oder kein Öl verwenden.
Die meisten Nüsse gibt es als Mus oder Creme zu kaufen. Zum Beispiel von Erdnüssen, Haselnüssen, Cashews und Mandeln.

Frucht-Nuß-Creme

1 *Glas Cashew-Nußmus (350 g), 75 g Rosinen, 100 g Sesamsamen*

Nußmus mit sehr fein gehackten oder pürierten Rosinen und Sesam vermischen.
Auch selbst Nußmus herstellen und dafür die entsprechende Menge Cashews verwenden.

Chester-Toastschnitten

Weizen- oder Roggen-Vollkornbrot in Scheiben mit geriebenem Chester bedecken. Mit abgezogenen Sonnenblumenkernen, Kürbiskernen (schalenlos) und Sesam bestreuen. Sehr fein geschnittene Zwiebelringe darübergeben und die Brote überbacken, bis der Käse zu schmelzen beginnt.
Dann mit frischem Salat, Gurkenscheiben, geraspelten Möhren und Petersilie anrichten.

Gurken-Tomaten-Sandwich

Eine Scheibe Weizenvollkornbrot mit einem Salatblatt belegen. Zuerst eine Schicht dünne Gurkenscheiben darauflegen, dann

eine Schicht dünne Tomatenscheiben. Darüber papierdünne Zwiebelringe geben.
Eine Scheibe Roggenvollkornbrot mit Margarine oder selbstgemachter Mayonnaise bestreichen. Mit der unbestrichenen Seite nach oben auf die belegte Schnitte legen.

Avocado-Sandwich

1 reife Avocado, ¼ TL Zitronensaft, 1 Löffelspitze Meersalz, ½ kleine Zwiebel, je 1 TL Dill und Petersilie, 1 Scheibe Vollkornbrot, etwas Kresse

Avocado schälen, halbieren, entsteinen. Fruchtfleisch zu Mus zerdrücken. Mit Zitronensaft, Salz, geriebener Zwiebel und Dill sowie Petersilie mischen. Auf das Brot geben und mit Kresse bestreuen.

Pikante Quarkcreme

4 EL Oliven, 1 Schalotte (kleine Zwiebel) oder etwas Schnittlauch, 125 g Quark

Oliven entkernen und nach und nach in den laufenden Mixer geben. Geschälte Schalotte oder Schnittlauch und Quark dabei hinzufügen und mixen, bis eine glatte Creme entstanden ist.

Selbstgemachter Quark

1 Liter süße Sahne bei Zimmertemperatur etwa 24 Stunden stehen lassen, bis sie sauer und dick wird. Ein sauberes Leinentuch in ein Sieb legen und die Sahne hineingeben. Die Zipfel des Tuches zusammenfassen und zusammenbinden. Über einer

Schüssel hängend abtropfen lassen, bis der Quark ganz trocken ist. Dann in kleine Stücke schneiden und gut zugedeckt im Kühlschrank aufbewahren.

Quark-Sandwich

Rosinen-Vollkornbrot in Scheiben dick mit Quark bestreichen. Die Hälfte der Schnitten mit gehackten Walnüssen bestreuen. Auf die übrigen Brote feingeschnittene Datteln geben. Je eine Nuß- und Dattelschnitte übereinanderlegen.

In mundgerechte Stücke schneiden und mit Apfel- oder Bananenscheiben garnieren, die man kurz in Zitronensaft gewendet hat, damit sie hell bleiben.

Suppen

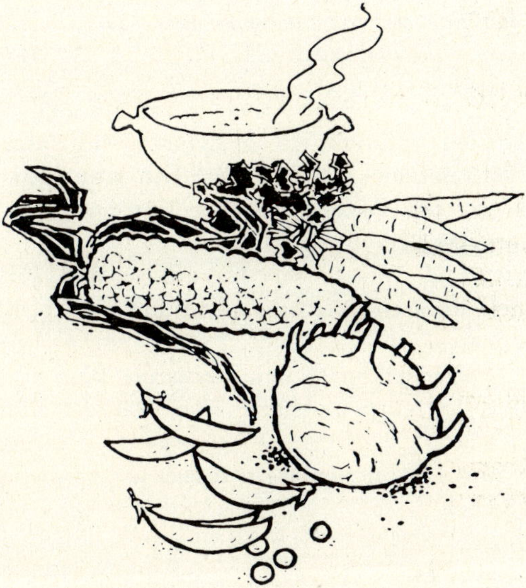

Zwiebelsuppe

4 Zwiebeln, 2 Stengel Stangensellerie, 4 EL Öl, $^1/_2$ l Gemüsewasser, Einweichwasser oder Quellwasser, $^1/_2$ l Tomatensaft, Kräutersalz, 2 Scheiben Weizenkeimtoast, 1 EL Margarine, 4 EL Parmesankäse

Zwiebeln schälen und würfeln. Stangensellerie putzen, waschen und mitsamt den Blättern sehr fein schneiden. Öl im Suppentopf erhitzen. Zwiebeln und Sellerie darin unter Rühren andünsten, bis sie hell gebräunt sind.
Dann Wasser und Tomatensaft hinzufügen und aufkochen. Die Suppe mit Kräutersalz abschmecken und noch 15 Minuten leise kochen lassen.
Inzwischen Weizenkeimtoast mit Margarine bestreichen, mit Parmesankäse bestreuen und überbacken, bis der Käse leicht gebräunt ist.
Die fertige Suppe in Suppentassen füllen, je $^1/_2$ Scheibe Käsetoast daraufgeben.

Minestrone

75 g weiße Bohnen, 1 Zwiebel, 1 Knoblauchzehe, $^1/_4$ Sellerieknolle, 500 g Weißkohl, 2 EL Olivenöl, $^1/_4$ l Tomatensaft, $^1/_4$ TL Oregano, Kräutersalz, 50 g Vollkornnudeln, Parmesan

Bohnen über Nacht in $^3/_4$ l Wasser einweichen. Im Einweichwasser aufkochen und zugedeckt über schwacher Hitze $1^1/_4$ Stunden leise kochen lassen.
Inzwischen Zwiebel, Knoblauch und Sellerie schälen und in feine Würfel schneiden.
Weißkohl putzen, waschen und sehr fein schneiden. Öl in einer tiefen Pfanne erhitzen. Zwiebel, Knoblauch und Gemüse darin

glasig dünsten. Dabei immerzu umrühren und zum Schluß den Tomatensaft hinzufügen und aufkochen. Den Pfanneninhalt zur Suppe geben.
Mit Oregano und Kräutersalz abschmecken. Die Nudeln hinzufügen und die Suppe noch weitere 10 Minuten kochen. Mit Parmesan bestreut servieren.

Erbsensuppe, indisch

500 g junge Erbsen, 3/4 l Spargelbrühe, 1 EL Weizenvollkornmehl, 2 EL Margarine, 1 TL Curry, 1 TL brauner Zucker, 2 EL Mandelblättchen, 2 EL Rosinen, 4 EL süße Sahne

Erbsen waschen, in kochende Spargelbrühe geben und 15 Minuten kochen. Mit der Siebkelle aus der Brühe heben und im Mixer fein pürieren. Dabei etwas Brühe hinzufügen, so daß eine geschmeidige Creme entsteht. Mehl und Margarine im Suppentopf erhitzen und kurz aufschäumen lassen. Erbsencreme, übrige Spargelbrühe, Curry und Zucker hinzufügen. Unter Rühren aufkochen. Mandelblättchen und Rosinen hinzufügen und die Suppe noch etwa 10 Minuten leise ziehen lassen. Dann abschmecken. Den Topf vom Herd nehmen und die Sahne in die Suppe rühren.

Linsensuppe

150 g Linsen, 1 Zwiebel, 1 Knoblauchzehe, 2 Möhren, 2 Stengel Stangensellerie, 1 Tomate, 2 EL Olivenöl, Bohnenkraut, Thymian, Oregano, Petersilie, 1 TL Zitronensaft

Linsen über Nacht in 1 Liter Wasser einweichen. Im Einweichwasser aufkochen und zugedeckt über schwacher Hitze etwa 1 Stunde kochen.

Inzwischen Zwiebel, Knoblauch und Möhren schälen und fein würfeln. Sellerie putzen und mitsamt dem Grün in feine Streifen schneiden. Tomaten würfeln.
Öl in einer tiefen Pfanne erhitzen, Zwiebeln, Knoblauch und Möhren darin glasig dünsten. Mit Sellerie und Tomate zur Suppe geben. Mit Kräutern und nach Belieben auch Kräutersalz würzen. Noch etwa 15 Minuten kochen, dann mit Zitronensaft abschmecken.

Bohnensuppe Porto Rico

150 g weiße oder braune Bohnen, 2 Zwiebeln, 2 Knoblauchzehen, 2 Paprikaschoten, 2 EL Olivenöl, Kreuzkümmel, Oregano, Kräutersalz

Bohnen über Nacht in 1 l Wasser einweichen. Im Einweichwasser 1 1/4 Stunde leise kochen.
Inzwischen Zwiebeln und Knoblauch schälen und fein hacken. Paprikaschoten entkernen, waschen und in Öl in einer Pfanne erhitzen, Zwiebeln, Knoblauch und Paprikawürfel darin andünsten. Zur Bohnensuppe geben und diese abschmecken.

Frische Erbsensuppe

600 g frische oder tiefgekühlte junge Erbsen, 2 junge Zwiebeln mit Grün, 2 EL Margarine, 1 EL Vollkornmehl, 3/8 l Milch, Schnittlauch oder Pfefferminze

Erbsen in 1/4 l kochendes Wasser geben und 10 Minuten kochen. Mit dem Kochwasser im Mixer pürieren und dabei zum Schluß die geputzten und grobgeschnittenen Zwiebeln hinzufügen.
Margarine im Suppentopf schmelzen und das Mehl hinein-

rühren. Die Milch dazuquirlen und zum Kochen bringen. 3 bis 4 Minuten kochen, dann das Erbsenpüree hineinrühren.
Die Suppe kalt werden lassen und gut durchkühlen. Dann nach Belieben mit etwas Kräuter- oder Meersalz würzen und mit feinen Schnittlauchringen oder gehackter Pfefferminze bestreut anrichten.

Erbsencremesuppe

150 g geschälte Erbsen, 1 Zwiebel, 2 Stengel Stangensellerie, 2 Möhren, 1 TL Olivenöl oder Margarine, Oregano, Basilikum, Kräutersalz, 2 EL feingehackte Petersilie

Erbsen über Nacht in 1 Liter Wasser einweichen. Damit aufkochen und zugedeckt in etwa 2 Stunden über schwacher Hitze garen.
Inzwischen die Zwiebel schälen und fein hacken. Sellerie putzen und in feine Würfel schneiden. Möhren schälen und auch fein würfeln.
Öl oder Margarine in einer Pfanne erhitzen, Zwiebeln und Gemüse hineingeben und etwa 5 Minuten dünsten. 10 Minuten vor Beendigung der Garzeit in die Suppe geben. Dann auch Oregano und Basilikum hinzufügen und mit Kräutersalz abschmecken.
Die fertige Suppe pürieren und mit Petersilie bestreut anrichten.

Joghurt-Kaltschale

1 Salatgurke, 1 Knoblauchzehe, 1/2 TL Dillsamen, 1 TL fein abgeriebene Zitronenschale, 1 EL Pfefferminze, 3 EL Olivenöl, 3 EL Zitronensaft, 1/2 l Joghurt, 1 EL feingehackter Dill

Gurke waschen und in Scheiben schneiden. Die Knoblauchzehe schälen. Beides in den laufenden Mixer geben, dazu Gewürze, Öl und Zitronensaft. Alles fein pürieren und zum Schluß Joghurt hinzufügen und kurz mitmixen.
Die Suppe gut durchkühlen lassen, kurz mit dem Schneebesen aufschlagen und mit Dill bestreut anrichten.

Schwarzbrotsuppe mit Käse

4 Scheiben Roggenvollkornbrot oder Pumpernickel, 375 g Emmentaler (Schweizer), 3/4 l Milch, 3 EL Butter, Muskat

Brot toasten und in 4 Suppentassen bröckeln. Käse darüberreiben.
Milch und Butter aufkochen, mit Muskat abschmecken und in die Suppentassen gießen.

Gemüsesuppe

1 große Zwiebel, 3 Möhren, 1 Kartoffel, 3 Stengel Stangensellerie, 3 Tomaten, 1 Zucchino, 300 g grüne Bohnen, 4 EL Olivenöl, 2 Knoblauchzehen, 1 Lorbeerblatt, Kräutersalz, Majoran, gehackte Petersilie

Zwiebel, Möhren und Kartoffel schälen und würfeln. Sellerie putzen und mitsamt den Blättern in feine Streifen schneiden. Tomaten, Zucchino und Bohnen in kleine Stücke schneiden.
Öl im Suppentopf erhitzen, Zwiebelwürfel darin gelb dünsten. Tomaten und den zerquetschten Knoblauch dazugeben und einige Minuten mitdünsten. Dann 1 Liter Wasser dazugeben und aufkochen. Das geschnittene Gemüse hineingeben und das Lorbeerblatt hinzufügen.

Die Suppe 20 Minuten kochen. Mit Kräutersalz und Majoran abschmecken, mit Petersilie bestreut servieren.

Rote-Bete-Kaltschale

500 g rote Bete, 1/4 Zitrone, 1/4 TL Selleriesalz, 1/4 TL Zwiebelsalz, 1/2 l Joghurt

Rote Bete waschen und mit Wasser bedeckt etwa 1 Stunde kochen. In kaltem Wasser abkühlen, schälen und in große Stücke schneiden. In den laufenden Mixer geben, dazu Zitrone ohne Schale und Kerne. Sellerie- und Zwiebelsalz dazugeben, und zum Schluß Joghurt bis auf einen kleinen Rest. Gut durchkühlen lassen, anrichten und einen Klecks Joghurt daraufgeben.

Kartoffelsuppe

750 g Kartoffeln, 1 Zwiebel, 2 EL Margarine, 1 TL Edelsüßpaprika, 1/4 l Milch, Selleriesalz

Kartoffeln schälen, waschen und in Scheiben schneiden. Die Zwiebel schälen und würfeln.
Margarine im Suppentopf erhitzen, Zwiebelwürfel darin glasig dünsten.
Paprika dazurühren und mit 1/2 Liter Wasser auffüllen. Die Suppe aufkochen, die Kartoffeln hineingeben. 15 Minuten kochen. Kräftig mit dem Schneebesen rühren, damit die Suppe sämig wird. Die Milch dazugeben, mit Selleriesalz abschmekken und noch einige Minuten ziehen lassen.
Als Variante 200 g Münsterkäse reiben und vor dem Anrichten in die Suppe geben.

Frisches Tomatenpüree

500 g reife, feste und fleischige Tomaten, 1 EL Margarine

Tomaten mit spitzem Messer einschneiden, kurz in kochendes Wasser tauchen und abziehen. Die Früchte in kleine Stücke schneiden und in einen weiten Kochtopf geben. Margarine hinzufügen und das Püree im offenen Topf über Mittelhitze dünsten, bis es weich und musig geworden ist.

Tomatencremesuppe

Tomatenpüree von 1 kg Tomaten, 3 EL Weizenvollkornmehl, 1 TL Sojamehl, 1/2 Zwiebel, Kräutersalz, 1/2 l Milch

Tomaten im Mixer fein pürieren. Die übrigen Zutaten hinzufügen und kurz mitmixen. Dann in den Suppentopf geben und zum Kochen bringen. Dabei öfter umrühren. Einige Minuten ziehen lassen, heiß anrichten.

Brokkolicremesuppe

750 g Brokkoli, 1 Zwiebel, 1 Lorbeerblatt, 1/4 l Dosenmilch, Muskat, Kräutersalz, Schnittlauch, Sesamsamen

Brokkoli putzen, waschen und in etwa 3 cm große Stücke schneiden. Zwiebel schälen und würfeln. Mit Brokkoli, 1/2 l Wasser und Lorbeerblatt 20 Minuten kochen.
Das Lorbeerblatt herausnehmen und die Suppe im Mixer pürieren. Zurück in den Topf geben, die Dosenmilch hinzufügen und mit Muskat und Kräutersalz abschmecken. Kurz aufkochen, anrichten und mit feinen Schnittlauchringen und Sesam bestreuen.

Gazpacho

3 Tomaten, 1 Gurke, 1 Paprikaschote, 1/2 l Tomatensaft, 1 Knoblauchzehe, 1 EL Apfelessig, Kräutersalz, Zitronensaft, 1 Avocado, 2 EL gehackte Petersilie

Tomaten mit einem scharfen Messer einschneiden, kurz in kochendes Wasser tauchen und abziehen. Die Früchte vierteln, entkernen und in Würfel schneiden. Gurke waschen und in kleine Würfel schneiden. Paprikaschote vierteln, entkernen, waschen, und fein hacken.
Tomatensaft verquirlen mit zerquetschtem Knoblauch, Apfelessig, etwas Kräutersalz und Zitronensaft. Das geschnittene Gemüse hineingeben und die Suppe gut kühlen.
Abschmecken und anrichten. Mit Avocadoscheiben und Petersilie garnieren.

Graupensuppe

125 g Perlgraupen, 2 Zwiebeln, 2 Möhren, 1 Petersilienwurzel, 2 EL Margarine, Kräutersalz, feingehackte Petersilie

Graupen in 1 Liter kochendes Wasser geben und über schwacher Hitze zugedeckt in 2 Stunden garen.
Inzwischen Zwiebeln, Möhren und Petersilienwurzel schälen und fein würfeln. In Margarine andünsten und 15 Minuten vor Beendigung der Kochzeit zur Graupensuppe geben.
Mit Kräutersalz abschmecken und mit Petersilie bestreuen.

Spinatsuppe

300 g frischer oder tiefgekühlter Spinat, 3/4 l Gemüsewasser, 1 Scheibe Weizen-Vollkornbrot, 1 Ei, 2 EL geriebener Parmesan.

Frischen Spinat verlesen, waschen und fein wiegen. In kochendes Gemüsewasser geben und 3 Minuten garen. Tiefkühlspinat mit kaltem Gemüsewasser aufsetzen und erhitzen, bis er aufgetaut ist.
Brot fein zerkrümeln und mit Ei und Parmesan mischen. In die Suppe rühren und diese nach Belieben noch mit Muskatblüte und Kräutersalz abschmecken. Dann sofort servieren.

Kürbissuppe Jack O'Lantern
für 8 Personen

1 Kürbis (⌀ = 25–30 cm), 250 g Weizenvollkornbrot, 300 g Greyerzer Käse, Muskat, Kräutersalz, Milch

Kürbis waschen und mit dem Stengelansatz nach unten hinstellen. Oben einen Deckel abschneiden. Die Saat und die weichen Teile herauslösen, Brot zerkrümeln und Käse in Scheiben schneiden.
Beides abwechselnd in den Kürbis schichten. Mit Muskat und Kräutersalz würzen. Den Kürbis bis 3 cm unter dem Rand mit Milch füllen und den Deckel wieder aufsetzen. In die Bratenpfanne des Backofens setzen und bei 160 Grad in den vorgeheizten Backofen geben.
Ungefähr 1 Stunde backen, bis der Kürbis gar ist. Nach der halben Garzeit prüfen, ob der Kürbis noch wie am Anfang mit Milch gefüllt ist. Gegebenenfalls etwas Milch nachfüllen.
Die Suppe im Kürbis servieren und vorsichtig mit dem Kürbisfleisch herausschöpfen.

Kohl-Kartoffel-Suppe

1 Zwiebel, 2 TL Kräutersalz, 300 g Kartoffeln, 400 g Chinakohl, 4 EL Olivenöl oder Margarine

Zwiebel schälen, würfeln und mit ³/₄ l Wasser zum Kochen bringen. Kräutersalz hinzufügen. Kartoffeln inzwischen schnell schälen, grob schneiden und im Mixer pürieren. In die kochende Flüssigkeit rühren. Weiter garen, bis die Suppe sämig ist.

Dann Chinakohl in feinen Streifen hineingeben und das Öl oder die Margarine hinzufügen. Die Suppe noch 5 bis 10 Minuten ziehen lassen, dann servieren.

Salatsoßen

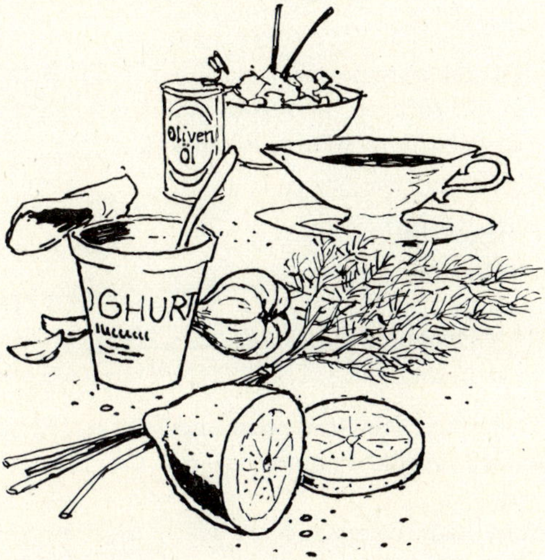

Zitronenmarinade

1/2 l Olivenöl, 1/2 TL Agar-Agar, Saft von 1 Zitrone, Kräutersalz zum Abschmecken

Alle Zutaten gut miteinander verrühren. Nach Belieben mehr Zitronensaft hinzufügen und auch mit etwas Honig würzen. Die Soße gut verschlossen im Kühlschrank aufbewahren.

Kräuter-Salatsoße

1 Knoblauchzehe, 1/4 TL Anis, 1/4 l Olivenöl, 1/8 l Zitronensaft, je 1 TL Dill, Estragon, Pfefferminze und Fines Herbes (Kräuterbutter-Komposition)

Knoblauch schälen, fein schneiden und fein zerquetschen. Anis im Mörser fein zerdrücken. Beides mit Öl, Zitronensaft und Kräutern mischen.
Fines Herbes nach Belieben auch selbst mischen aus gleichen Teilen Salbei, Thymian, Basilikum, Majoran und Rosmarin. Und die Soße auch ohne Knoblauch zubereiten. Die Soße gut verschlossen im Kühlschrank aufbewahren und in 1 Woche verbrauchen. Vor Gebrauch jeweils gut schütteln und jeden grünen Salat damit anmachen.

Joghurt-Salatsoße

1/4 l Joghurt, 2 EL Zitronensaft, 2 EL Honig

Die Zutaten gut miteinander verquirlen und für Obstsalate verwenden. Frisch verbrauchen.

Cottage-Käse-Creme

Die gewünschte Menge Cottage-Käse in den Mixer geben und etwa 5 Minuten pürieren.
Frisch verwenden und unter einen beliebigen Salat mischen. Oder über fertige Obst- und Gemüsesalate geben.

Tomaten-Dressing

1/4 l Olivenöl, 1/4 l selbstgemachtes Tomatenpüree (s. S. 76), 5 EL Zitronensaft, 1/2 Zwiebel, 3 EL Honig

Alle Zutaten gut miteinander verquirlen, die Zwiebel dafür fein gerieben verwenden. Im Schraubglas kühl aufbewahren.

Avocado-Salatcreme

1 Knoblauchzehe, 1 Zwiebel mit Grün, 1 reife Avocado, etwas Milch

Knoblauch schälen und fein zerquetschen.
Zwiebel putzen und sehr fein hacken. Avocado dünn schälen, halbieren, entsteinen und mit einer Gabel fein zerquetschen. Die vorbereiteten Zutaten glatt verrühren, etwas Milch hinzufügen. Frisch verbrauchen.

Mayonnaise

2 Eigelb, 4 EL Zitronensaft, 1 bis 2 TL Honig, 1/4 TL Senfmehl, 1 TL Kräutersalz, 1/2 l Oliven-, Sonnenblumen- oder Distelöl

Eigelb in eine Rührschüssel geben und mit Zitronensaft, Honig, Senfmehl und Kräutersalz verquirlen.

Mit dem Schneebesen des Handmixers rühren und dabei das Öl eßlöffelweise hinzufügen. Damit aufhören, wenn die Mayonnaise die gewünschte Konsistenz hat. Also im Zweifelsfall nicht alles Öl verwenden.

Sesam-Dressing

1 Knoblauchzehe, 2 TL Sesamsaat, 1/8 l Olivenöl, 3 EL Zitronensaft, Kräutersalz

Knoblauch schälen, sehr fein würfeln und mit Sesam in Olivenöl andünsten. Abkühlen lassen und mit den übrigen Zutaten verquirlen. Fest verschlossen und kühl aufbewahren.

Papayakernmarinade

2 EL frische Papayakerne, 1/2 l Distelöl, 8 EL Honig, 1/8 l Zitronensaft, Pfefferminze

Alle Zutaten in den Mixer geben und pürieren, bis die Papayakerne fein zerkleinert sind. Die Soße gut verschlossen und kühl aufbewahren. Für Obstsalat verwenden.

Knoblauchmarinade

1/4l Sonnenblumen-, Sesam- oder Olivenöl, 5 EL Zitronensaft, 3 bis 5 TL Honig, 1 TL Kräutersalz, 1 Knoblauchzehe

Öl, Zitronensaft, Honig und Salz kräftig mit dem Schneebesen verschlagen. Knoblauch schälen, auspressen und hinzufügen. Die Soße gut verschlossen im Kühlschrank aufbewahren.

Joghurt-Dressing

1/4 l Joghurt, 2 EL Zitronensaft, 1/2 TL Rosenpaprika, 1 Knoblauchzehe, 1/4 Zwiebel

Joghurt mit den übrigen Zutaten gut verquirlen, Knoblauch und Zwiebel dafür schälen und sehr fein zerkleinern. Die Soße frisch verwenden.

Gemixte Kräutersoße

2 EL Zitronensaft oder Apfelessig, 1 Kästchen Kresse oder entsprechend viel Spinat, 1 junge Zwiebel mit Grün, 1 TL Bohnenkraut, 1 TL Petersilie, 1 TL Estragon, 1 TL Dill, 1 Eigelb, 4 EL Sesam- oder Olivenöl

Alle Zutaten nach und nach in den laufenden Mixer geben und pürieren, bis eine feingemischte, cremige Soße entstanden ist. Frisch verbrauchen.

Gemüse- und Obstsalate

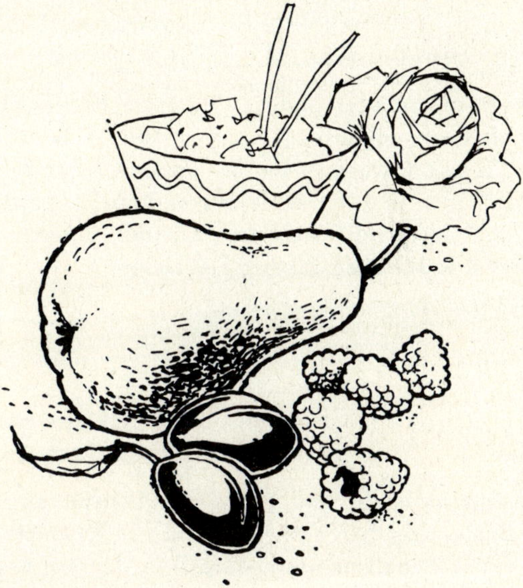

Gurken-Paprika-Salat

1 Salatgurke, je 2 kleine grüne und rote Paprika, 3 Tomaten, 3 Zwiebeln, 4 EL Olivenöl, 2 EL Zitronensaft, Kräutersalz, 1 TL Honig, Edelsüßpaprika, 4 EL gehackte Petersilie

Gurke waschen, schälen und in Scheiben hobeln. Paprikaschoten halbieren, entkernen, waschen und in feine Streifen schneiden. Tomaten waschen und in Scheiben schneiden. Zwiebeln schälen und in sehr feine Ringe hobeln. Letztere mit Olivenöl und Gewürzen verquirlen. Mit den übrigen Zutaten mischen, etwa 10 Minuten durchziehen lassen.

Wintersalat

3 Äpfel, 3 Stengel Stangensellerie, 4 EL Rosinen, 10 Pecan- oder Walnüsse, 1 Banane, je 6 EL Joghurt und Salatcreme

Äpfel waschen, vierteln und entkernen. Sellerie putzen und waschen. Beides sehr fein schneiden und mit Rosinen, gehackten Nüssen und Bananenstückchen mischen. Joghurt und Salatcreme miteinander verquirlen und unter den Salat ziehen.

Eisbergsalat mit Bohnen

1/2 Eisbergsalat, 300 g gekochte grüne Bohnen, 8 EL Kräuter-Salatsoße (s. S. 82)

Salat putzen, in 3 cm große Stücke schneiden und mit den kalten Bohnen in die Salatschüssel geben. Mit Salatsoße fertigmachen.

Brokkolisalat

500 g Brokkoli, 1 EL Olivenöl, 250 g sehr kleine Tomaten, 1 Zwiebel, Kräutersalz, 1 EL feingehacktes Basilikum, 8 EL Zitronenmarinade (s. S. 82)

Brokkoli putzen, waschen, in 2 cm große Stücke schneiden und in Olivenöl und wenig Wasser 10 Minuten dünsten. Zugedeckt abkühlen lassen.
Dann Tomatenwürfel, feingehackte Zwiebel, etwas Kräutersalz, Basilikum und Zitronenmarinade hinzufügen. Den Salat abschmecken.

Bohnensprossensalat

125 g Sojabohnenkeimlinge, 1/2 Sellerieknolle, 100 g Pecan- oder Walnüsse, 3 EL Honig, 5–6 EL Zitronensaft, Kümmel, einige Salatblätter

Sojabohnenkeimlinge kurz waschen und gut abtropfen lassen. Sellerie schälen, waschen und fein raspeln. Nüsse hacken. Honig und Zitronensaft in der Salatschüssel verquirlen, mit Kümmel abschmecken. Die übrigen Salatzutaten daruntermischen und auf Salatblättern anrichten.

Ägyptischer Salat

1 Salatgurke, 1 Becher Joghurt, 1 Knoblauchzehe, 3 EL feingeschnittener Dill, 3 Radieschen

Gurke schälen, längs in Hälften und dann in feine Scheiben schneiden. Joghurt, zerquetschten Knoblauch und Dill in der Salatschüssel verquirlen.

Gurken und Radieschen in feinen Scheiben hineingeben und gut untermischen. Nach Belieben mit etwas Kräutersalz würzen.

Bunter Sommersalat

100 g Mangold oder Spinat, 1 großer roter Apfel, 2 Zwiebeln mit Grün, 100 g Sojabohnenkeimlinge, etwas Kräutersalz, 8 EL Kräuter-Salatsoße ohne Knoblauch (s. S. 82)

Mangold oder Spinat waschen, gut trockentupfen und in mundgerechte Stücke zerpflücken. Apfel waschen, vierteln, entkernen und in feine Schnitze schneiden. Zwiebeln putzen, in sehr feine Ringe schneiden.
Das vorbereitete Salatgemüse mit Sojabohnenkeimlingen in einer Schüssel mischen. Mit etwas Kräutersalz bestreuen und die Salatsoße darunterziehen.

Weizenkeimsalat

200 g Weizen zum Keimen, 1/4 Sellerieknolle, 4 Zwiebeln mit Grün, 2 Avocados, 8 EL Zitronenmarinade (s. S. 82)

Weizen nach Vorschrift auf der Packung zum Keimen bringen. Sellerie schälen und fein raspeln. Zwiebeln putzen und in feine Ringe schneiden. Avocados schälen, halbieren, entsteinen und in Würfel schneiden. Alle Salatzutaten mit Zitronenmarinade mischen und nach Belieben auf Salatblättern anrichten.

Römischer Salat

1 Kopf Bindesalat oder römischer Salat, ersatzweise Endiviensalat, je 4 EL Olivenöl und Zitronensaft, Kräutersalz, 2 Scheiben Weizenkeimtoast, 4 EL Parmesan

Salat waschen, putzen und in mundgerechte Stücke zerpflükken oder schneiden. 3 EL Öl mit Zitronensaft und Kräutersalz verquirlen, unter den gut abgetropften Salat mischen.
Toast würfeln, im übrigen Öl knusprig rösten. Mit geriebenem Käse über den Salat streuen.

Spinatsalat mit Tomaten

250 g Spinat, 4 Tomaten, 1 große Zwiebel, 8 EL Zitronenmarinade (s. S. 82)

Spinat verlesen, waschen. Tomaten waschen und in Schnitze schneiden. Zwiebel schälen und in hauchdünne Ringe schneiden. Alles mischen und den Salat mit Zitronenmarinade anmachen.

Griechischer Salat

1 Kopf Binde- oder Endiviensalat, 5 junge Zwiebeln mit Grün, 2 Tomaten, 15 Oliven, 10 Radieschen, 1/4 TL Oregano, 4 EL Zitronensaft, 4 EL Olivenöl, Kräutersalz, 125 g Schafskäse

Salat putzen, waschen, gut abtropfen lassen und in Streifen schneiden. Zwiebeln putzen und in feine Ringe schneiden. Tomaten, Radieschen und entkernte Oliven in Scheiben schneiden. Die vorbereiteten Zutaten in die Salatschüssel geben, dazu Oregano, Zitronensaft, Olivenöl und Kräutersalz. Gut mischen und mit zerbröckeltem Schafskäse überstreuen.

Spinatsalat

375 g junger Spinat, 1 Zwiebel, 1 Knoblauchzehe, 2 EL Zitronensaft, 7 EL Olivenöl, Kräutersalz, 3 hartgekochte Eier, 1–2 Tomaten

Spinat verlesen, waschen und gut abtropfen lassen. Zwiebel und Knoblauch schälen und fein reiben oder hacken. Mit Zitronensaft, Olivenöl und etwas Kräutersalz verquirlen. Unter die Spinatblätter mischen. Den Salat mit Eischeiben und Tomatenschnitzen garnieren.

Avocadocreme in Salatblättern

4 Avocados, 1–2 Zwiebeln, 1 Knoblauchzehe, 3 EL Olivenöl, 2–3 EL Zitronensaft, einige Salatblätter

Avocados dünn schälen, halbieren, entsteinen und mit der Gabel zerquetschen. Feingeriebene Zwiebel, ausgepreßten Knoblauchsaft, Öl und Zitronensaft hinzufügen. Gut verrühren und abschmecken. Salatblätter auf 4 Teller verteilen, die Avocadocreme hineingeben.

Gurkensalat

1 Salatgurke, 3 Zwiebeln mit Grün, 1 Becher Joghurt, 3 EL Zitronensaft, feingeschnittener Dill, etwas Meersalz

Gurke waschen, mit der Schale in feine Scheiben hobeln. Zwiebeln putzen und fein würfeln. Mit Joghurt und Zitronensaft in der Salatschüssel verquirlen, mit Dill und Meersalz würzen. Gurkenscheiben hineingeben und gut daruntermischen.

Roher Erbsensalat

375 g extra feine Erbsen (auch tiefgekühlt), 375 g Möhren, 1 Zwiebel mit Grün, 125 g Sonnenblumenkerne, 8 EL Salatsoße einer beliebigen Art

Erbsen waschen oder auftauen lassen. Möhren schälen und fein raspeln. Zwiebel putzen und fein schneiden. Das Gemüse mit den Sonnenblumenkernen und der Salatsoße gut mischen.

Gemischter Bohnensalat

50 g graue Erbsen oder Kichererbsen, 50 g kleine weiße Bohnen, 300 g grüne Bohnen, 6 EL Olivenöl, 4 EL Rotwein- oder Apfelessig, 1 Zwiebel, 1 Knoblauchzehe, 1 TL Basilikum, 1 TL Oregano, Kräutersalz

Erbsen und weiße Bohnen über Nacht in 1/2 l Wasser einweichen, am anderen Tag darin über kleiner Hitze in etwa 2 Stunden garen.
Grüne Bohnen in 3 cm lange Stücke brechen und mit 1 EL Öl in etwas Wasser 10 Minuten dünsten. Das Bohnengemüse noch lauwarm (ohne Flüssigkeit) in die Salatschüssel geben. Dazu Erbsen, weiße Bohnen, übriges Öl, Essig, geriebene Zwiebel, zerquetschten Knoblauch und Kräuter. Gut mischen, durchziehen lassen und mit Kräutersalz würzen.
Nach Belieben mit Tomatenschnitzen garnieren.

Gemischter Salat

1/4 Salatgurke, 2 Tomaten, 2 Stengel Stangensellerie, 50 g Spinat, 1/4 Kopfsalat, 1 Kästchen Kresse, 1 grüne Paprikaschote, 8 EL Knoblauchmarinade (s. S. 84)

Gurke, Tomaten und Sellerie in Würfelchen schneiden. Mit verlesenem Spinat, mit zerpflücktem Kopfsalat und geschnittener Kresse mischen. Paprikaschote vierteln, entkernen, waschen und fein hacken. Zum Salat geben. Mit Knoblauchmarinade übergießen.

Lauchsalat

2 junge, zarte Lauchstangen (Porree), 1 Tomate, 1/2 Kopf Endiviensalat, 1 Knoblauchzehe, Kerbel und Basilikum, feingeschnitten, 3 EL Olivenöl, 2 EL Zitronensaft, Kräutersalz

Lauch putzen, in sehr feine Ringe schneiden und sehr gründlich waschen. Tomate in Scheiben schneiden, Salat putzen, waschen und in 3 cm große Stücke schneiden.
Die Salatschüssel mit der geschälten Knoblauchzehe ausreiben und das vorbereitete Salatgemüse hineingeben. Die übrigen Zutaten hinzufügen und gut daruntermischen.

Cottage-Käse-Salat

4 Radieschen, 1/4 Salatgurke, 200 g Sojabohnenkeimlinge, 2 Zwiebeln mit Grün, 150 g Cottage-Käse, 1/2 Becher Joghurt

Radieschen geputzt und Gurke ungeschält in feine Scheiben hobeln. Mit Sojabohnenkeimlingen und sehr fein geschnittenen Zwiebeln mischen. Cottage-Käse und Joghurt verquirlen, über den Salat geben und gut daruntermischen.

Cottage-Käse-Kräutergarten

400 g Cottage-Käse, 1/2 Becher Joghurt, 60 g Mohn, 4 EL Sesam, 4 EL Kümmel, je 1 EL Schnittlauch, Majoran, Basilikum, Thymian, Salbei, Petersilie und Dill, feingeschnitten, etwas Kräutersalz

Alle Zutaten gut miteinander vermischen und mindestens eine Stunde zugedeckt kalt stellen.

Kohlsalat

500 g Weißkohl, etwas Kräuter- und Selleriesalz, 6 EL Joghurt, 2 EL Salatcreme oder selbstgemachte Mayonnaise (s. S. 83), 2 EL Zitronensaft, 1 EL Milch, 2 EL Dill

Weißkohl putzen und sehr fein hobeln. Mit Kräutersalz und Selleriesalz mischen und mindestens 1 Stunde gut durchziehen lassen. Joghurt mit den übrigen Zutaten mischen und zum Kohl geben. Den Salat abschmecken.

Kartoffelsalat

1 kg Kartoffeln, 1 Zwiebel, Kräutersalz, 4 EL Apfelessig, 6 EL Olivenöl, 150 g Salatcreme oder selbstgemachte Mayonnaise (s. S. 83), 3 hartgekochte Eier, 4 EL Oliven

Kartoffeln 20 bis 25 Minuten kochen, abschrecken, pellen und in Scheiben oder Würfel schneiden.
Noch warm mit gehackter Zwiebel, Kräutersalz, Essig und Olivenöl schwenken. 30 Minuten durchziehen lassen, dann Salatcreme oder Mayonnaise behutsam darunterziehen. Ebenso Eischeiben und feingehackte Oliven.
Den Salat nach Belieben mit zurückbehaltenen Eischeiben garnieren.

Grüner Bohnensalat

500 g grüne Bohnen, 1 TL Kräutersalz, 100 g Feldsalat, 2 Tomaten, 1 Zwiebel, 8 EL Kräuter-Salatsoße (s. S. 82)

Bohnen mit Kräutersalz in wenig Wasser 10 Minuten kochen, zugedeckt abkühlen lassen.

Salat verlesen, waschen und gut abtropfen lassen. Tomaten in Scheiben schneiden, geschälte Zwiebel in sehr feine Ringe. Alles mischen und mit der ausgewählten Salatsoße mischen.

Gefüllte Melone

Melonen längs durchschneiden und die Saat entfernen. Mit Beerenfrüchten nach Belieben füllen und darüber Joghurt, Honig oder Kokosraspeln geben.

Papaya-Ananas-Salat

2 Papayas, 1 Banane, 1/2 Ananas, 3 EL Zitronensaft, 4 EL Honig, Papayakernmarinade (s. S. 84)

Papayas schälen, in Würfel schneiden und dabei die Kerne entfernen (und für die Soße aufheben).
Banane und Ananas auch schälen und in Stücke schneiden. Das Obst mit Zitronensaft und Honig mischen und dazu die Papayakernmarinade servieren.

Avocados, mariniert

2 Avocados, 4 TL Olivenöl, 4 EL Zitronensaft

Avocados waschen, abtrocknen und längs halbieren. Die Steine entfernen und die Früchte mit der Mulde nach oben anrichten. Mit je 1 TL Olivenöl und Zitronensaft füllen.

Gemüse-Dip

Auberginen, Blumenkohl, Brokkoli, Salatgurken, Möhren, Rettich, junge Zwiebeln mit Grün, Sellerie, Zucchini, Paprikaschoten, Radieschen, Steckrübe, Kartoffeln, Tomaten, Joghurt oder Avocadocreme

Das Gemüse waschen und in fingerlange, feine Streifen schneiden. Dafür Sorten nach Belieben auswählen. In Joghurt oder Avocadocreme tauchen und verzehren.

Indischer Nußsalat

250 g Nüsse (Walnüsse oder Pecannüsse), 4 EL Kokosraspel, 3 EL Rosinen, 8 Datteln, 1 roter Apfel, 1 Eisbergsalat, 8 EL Knoblauchmarinade (s. S. 84)

Nüsse grob hacken und mit Kokosraspeln, Rosinen und feingeschnittenen Datteln mischen. Apfel waschen, abtrocknen, vierteln, entkernen und in feine Scheiben schneiden.
Salat putzen und in kleine Stücke zerpflücken. Apfel und Salat zur Nußmischung geben, darüber die Salatsoße. Gut mischen und abschmecken.

Salat aus Trockenfrüchten

200 g Datteln, 200 g Feigen, 200 g Rosinen, 150 g Kokosraspeln, 1 Becher Joghurt, Honig

Datteln und Feigen fein schneiden oder hacken und mit Rosinen und Kokosraspeln mischen. Joghurt glattrühren, mit Honig abschmecken und unter die Fruchtmischung mischen.

Frischer Obstsalat

2 Bananen, 2 EL Zitronensaft, 250 g Erdbeeren, 3–4 Pfirsiche, 8 EL Kokosraspel, 4 EL gehackte Mandeln oder Pistazien

Bananen schälen, in Scheiben schneiden und sofort in Zitronensaft wenden, damit sie weiß bleiben. Erdbeeren putzen, waschen und halbieren. Pfirsiche waschen, halbieren, entsteinen und in Würfel schneiden. Das Obst mit Kokosraspeln und Pistazien oder Mandeln mischen. Nach Belieben noch mit Honig abschmecken.

Mandarinensalat mit Kresse

6 saftige Mandarinen oder Clementinen, 4 Kästchen Kresse, 4 EL Olivenöl, 2 EL Apfelessig, 1 TL Zitronensaft, 1 TL Honig

Mandarinen oder Clementinen schälen, in kleine Stücke schneiden und dabei entkernen, wenn nötig. Mit geschnittener Kresse mischen. Olivenöl mit Essig, Zitronensaft und Honig verquirlen und unter den Salat ziehen.

Phil's Salatschüssel

1/4 Eisbergsalat, 1/4 Endiviensalat, 1/4 Sellerieknolle, 1 Zucchino, 125 g Sojabohnenkeimlinge, 2 EL geröstete Kürbiskerne, 2 EL Sonnenblumenkerne, 8 EL Kräuter-Salatsoße (s. S. 82)

Eisberg- und Endiviensalat putzen, waschen, gut abtropfen lassen und in breite Streifen schneiden.
Sellerie schälen und raspeln. Zucchino waschen und würfeln.
Alles Salatgemüse in einer großen Schüssel mischen mit Kürbiskernen, Sonnenblumenkernen und Kräuter-Salatsoße.

Fruchtsalat mit Gurke

1 Salatgurke, 2 Orangen, 150 g blaue Weintrauben, 1/2 Honigmelone, 4 EL saure Sahne, 2 EL Zitronensaft, 2 EL Honig, 1 Bund Dill

Gurke waschen, längs halbieren und in dünne Halbscheiben schneiden. Orangen mit dem Messer dick schälen, in Schnitze teilen und noch etwas kleiner schneiden. Weintrauben waschen, längs bis zur Mitte einschneiden und entkernen. Melone waschen, schälen, halbieren, entkernen und in kleine Stücke schneiden. Gemüse und Obst in die Salatschüssel geben. Dazu Sahne, Zitronensaft, Honig und feingeschnittenen Dill. Den Salat gut mischen, 10 Minuten durchziehen lassen. Noch einmal gut durchmischen, abschmecken, anrichten.

Gemixter Möhrensalat

750 g Möhren, 2–3 Scheiben Ananas, 75 g Rosinen, 5 EL Salatcreme oder selbstgemachte Mayonnaise

Möhren schälen, in Scheiben schneiden und nach und nach in den laufenden Mixer geben. Dabei so viel Wasser hinzufügen, daß die Möhren fein püriert werden.
Sie dann in ein feines Sieb geben und den Saft darunter auffangen. Diesen für eine Suppe oder ein Getränk aufheben. Ananasscheiben fein schneiden und mit Möhren und Rosinen mischen. Salatcreme oder Mayonnaise darunterziehen und den Salat abschmecken.
Möhren auch fein geraspelt für diesen Salat verwenden.

Kresse-Grapefruit-Salat

3 süße Grapefruits, 3–4 Kästchen Kresse, etwas Honig, 8 EL Knoblauchmarinade (s. S. 84)

Grapefruits mit einem scharfen Messer dick abschälen und die Fruchtfilets aus den Bindehäuten schneiden. Dabei die Kerne entfernen und den Fruchtsaft aus den Resten drücken. Zu den Fruchtfilets geben und die geschnittene Kresse hinzufügen. Honig und Knoblauchmarinade miteinander verquirlen, über den Salat geben. Behutsam mischen und anrichten.

Chicorée-Orangen-Salatplatte

3 Kästchen Kresse oder ½ Eisbergsalat, 2–3 Chicorée, 3 Orangen, 6–8 EL Knoblauchmarinade (s. S. 84)

Geschnittene Kresse oder fein zerpflückten Eisbergsalat auf eine Platte geben. Chicorée längs durchschneiden, den bitteren Kern ausschneiden.
Orangen schälen, in Scheiben schneiden und entkernen. Mit den Chicoréeblättern auf dem Salatbett hübsch anordnen. Mit Marinade betropfen.

Löwenzahnsalat

250 g zarter, junger Löwenzahn, 1 Knoblauchzehe, 100 g schwarze Oliven, 1 Tomate, 8 EL Zitronenmarinade (s. S. 82)

Löwenzahn waschen, abtropfen lassen und in Streifen schneiden. Die Salatschüssel mit der geschälten Knoblauchzehe ausreiben. Entkernte und in Scheiben geschnittene Oliven und den Löwenzahnsalat hineingeben. Tomatenschnitze und Zitronenmarinade hinzufügen und gut daruntermischen.

Apfelsalat

4 Äpfel, 150 g Rosinen, 200 g geriebene Mandeln, etwas Muskat

Äpfel waschen und grob reiben. Mit Rosinen und Mandeln mischen, mit Muskat abschmecken.

Rote-Bete-Salat

750 g rote Bete, 8 EL Knoblauchmarinade (s. S. 84)

Kleine, zarte rote Bete dünn schälen und sehr fein raspeln. Gut durchkühlen. Kurz vor dem Servieren mit der Marinade mischen.

Warme Gerichte

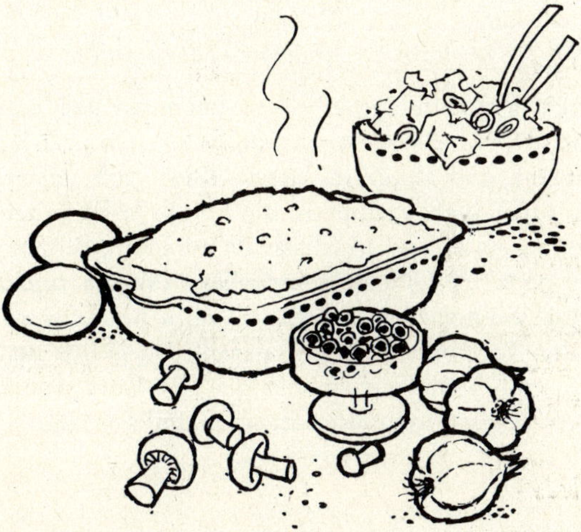

Pikanter Käsekuchen

2 Zwiebeln, 1 EL Margarine, 200 g Allgäuer Emmentaler, 100 g Sbrinz (Hartkäse), 2 EL Weizenvollkornmehl, 1/4 l Milch, 3 Eier, 1 TL Kräutersalz, 1 Löffelspitze Muskatblüte

Zuerst einen Vollkorn-Tortenboden zubereiten und vorbacken (Rezept Seite 150). Zwiebeln schälen, in Streifen, in Margarine glasig dünsten und abkühlen lassen. Käse grob reiben. Mehl mit etwas Milch glatt verrühren, die übrige Milch hinzufügen. Eier mit Kräutersalz und Muskatblüte schaumig rühren. Dabei nach und nach 1/4 Liter kochendheißes Wasser hinzufügen. Zum Schluß die mit Mehl verquirlte Milch hinzufügen. Zwiebeln auf den Tortenboden geben, darauf den geriebenen Käse. Mit der Eiermilch übergießen und bei 175 Grad eine knappe Stunde backen. Heiß in Stücke schneiden und servieren.

Okra, amerikanisch

500 g Okra, 2 EL Apfelessig, 250 g Tomaten, 1 Knoblauchzehe, 4 EL Olivenöl, 4 EL gehackte Petersilie, 4 EL gehackte Kresse, Kräutersalz, Edelsüßpaprika, etwas Zitronensaft

Okra gut waschen, Stengelansätze und Spitzen abschneiden. Etwa 1 Liter Wasser mit Essig aufkochen. Okra darin 15 Minuten kochen, im Sieb kalt überbrausen und abtropfen lassen.
Tomaten kurz in das kochende Gemüsewasser tauchen, abziehen und vierteln. Knoblauch schälen und fein zerquetschen. Mit Öl in der Gemüsekasserolle erhitzen. Okra, Tomaten und Kräuter hineingeben. Öfter umrühren, bis das Gemüse heiß ist. Dann mit Kräutersalz, Edelsüßpaprika und Zitronensaft abschmecken. Zugedeckt abkühlen lassen, mit Brot servieren.

Geschmorte Champignons

1 kg Champignons, 1 Zwiebel, 6 EL Sonnenblumen- oder Sesamöl, 1 TL Oregano, 1/2 TL Rosmarin, 3 EL Hefeflocken

Champignons putzen, waschen, in Scheiben schneiden. Die Zwiebel schälen und würfeln. Öl erhitzen, Champignons und Zwiebelwürfel darin kurz andünsten. Die übrigen Zutaten und 4 EL Wasser untermischen und die Pilze in eine Auflaufform geben. Zugedeckt bei 160 Grad 20 Minuten schmoren.

Ratatouille

1 große Zwiebel, 3 Knoblauchzehen, 3 Tomaten, 2 Paprikaschoten, 1 Aubergine, 3 Zucchini, 4–6 EL Olivenöl, 1/2 TL Oregano, Kräutersalz, geriebener Parmesan

Zwiebel und Knoblauch schälen und schneiden. Tomaten, entkernte Paprikaschoten, Aubergine und Zucchini würfeln.
Öl in einer feuerfesten Form auf dem Herd erhitzen, Aubergine und Zucchini darin hell bräunen und wieder herausnehmen. Dann Zwiebel, Knoblauch, die Tomaten und Paprika hineingeben und weich dünsten. Das Gemüse wieder hineingeben, würzen und mit Parmesan bestreuen. Bei 160 Grad 1 Stunde im Ofen backen.

Gemüse-Tomaten-Soße

2 Stengel Stangensellerie, 1 Aubergine, 1 Paprikaschote, 1 Zwiebel, 1 Knoblauchzehe, 4 EL Olivenöl, 6–8 Tomaten, 1/2 TL Oregano, 1/2 TL Basilikum, 1 kleine Dose Tomatenmark

Gemüse putzen, Zwiebel und Knoblauch schälen. Alles fein würfeln und in Olivenöl glasig dünsten. Tomaten im Mixer

pürieren, zum Gemüse geben. Gewürze und Tomatenmark sowie 1/4 l Wasser hinzufügen.
Die Soße über kleiner Hitze etwa 45 Minuten kochen. Zu Artischocken oder Vollkornnudeln reichen und mit Parmesan überstreuen.

Risotto

1 Zwiebel, 1 Knoblauchzehe, 6 EL Sesam- oder Sonnenblumenöl, 220 g Naturreis, 1 l Wasser oder Gemüsebrühe, 1/2 TL Rosmarin, 1 Prise Safran, 3 EL gehackte Petersilie, 150 g geriebener Chester

Zwiebel und Knoblauch schälen, fein schneiden und in Öl glasig dünsten. Reis dazugeben und goldgelb dünsten. Flüssigkeit kochend hinzufügen, die Gewürze und Petersilie hinzufügen. Zugedeckt dünsten, bis der Reis alle Flüssigkeit aufgesaugt hat. Geriebenen Käse daruntermischen.

Balkan-Pilaw

2 große Zwiebeln, 4 EL Olivenöl, 330 g Naturreis, 4 EL gehackte Mandeln oder Pistazien, 3 EL Rosinen, 2 Tomaten 1 TL Salbei, 1 TL Petersilie, 1/2 TL gemahlener Nelkenpfeffer, Kräutersalz, 1 1/2 l Gemüsewasser

Zwiebelwürfel in Olivenöl glasig dünsten. Reis und Mandeln oder Pistazien hinzufügen und 5 Minuten dünsten. Dann die übrigen Zutaten und das kochendheiße Gemüsewasser hinzufügen. Den Reis zugedeckt auf schwacher Hitze 30 bis 40 Minuten dünsten.

Naturreis mit Pilzen

250 g Naturreis, 500 g Champignons, 250 g Zwiebeln, 1/8 l Sesam- oder Sonnenblumenöl, 4 EL gehackte Petersilie, Kräutersalz

Reis nach Vorschrift auf der Packung garen. Pilze putzen und in Scheiben schneiden. Zwiebeln schälen und würfeln, in etwas Öl andünsten. Champignons im übrigen Öl andünsten, bis sie würzig duften. Dann Reis, Zwiebeln und Petersilie hinzufügen. Abschmecken.

Wilder Reis mit Champignons

225 g wilder Reis, 1/2 l Wasser, 200 g Champignons, 1 Sellerieknolle, 1 Zwiebel, 1 Paprikaschote, 7 EL Olivenöl, 1/8 l Tomatensaft

Reis waschen, mit kochendem Wasser übergießen und über Nacht stehen lassen. Champignons putzen, waschen und in Scheiben schneiden. Sellerie und Zwiebel schälen und würfeln. Paprikaschoten vierteln, entkernen, waschen und fein hacken. Etwas Öl in einer feuerfesten Form auf dem Herd erhitzen. Champignons hineingeben und darin dünsten, bis sie würzig duften. Dann herausnehmen, das übrige Öl hinzufügen und Sellerie, Zwiebel und Paprika darin andünsten. Champignons und Reis hinzufügen und gut daruntermischen. Den Tomatensaft darübergießen und die Form bei 160 Grad in den Backofen geben. Servieren, wenn die Flüssigkeit verdampft ist.

Griechische Spinatpastete

600 g Schafskäse, Milch, 250 g Weizenvollkornmehl, 3 EL Sesamöl, 1/4 TL Meersalz, 750 g Spinat, 2 Zwiebeln, 3 EL Olivenöl, 400 g Cottage-Käse, 4 Eier, 2 Scheiben Weizenvollkornbrot, Margarine

Schafskäse in einer Schüssel mit Milch bedecken und über Nacht stehen lassen. Mehl auf die Arbeitsplatte schütten und eine Mulde hineindrücken. Sesamöl in einen Meßbecher geben und mit kochendheißem Wasser auf 1/8 l auffüllen. In die Mehlmulde geben, das Salz hinzufügen. Den Teig zuerst mit Hilfe eines Messers etwas mischen, dann mit den Händen zu einer glatten Kugel kneten. Mit Öl einpinseln und 20 Minuten ruhen lassen.
Inzwischen Spinat verlesen, waschen und fein hacken. Zwiebeln schälen und würfeln, in Olivenöl andünsten. Spinat hinzufügen und unter Rühren zusammenfallen lassen. Schafskäse (ohne Milch), Cottage-Käse und Eier im Mixer glatt pürieren, mit dem Spinat mischen.
Den Teig vierteln und jedes Stück so groß ausrollen, daß es den Boden einer Auflaufform bedeckt. Die Teigscheiben mit der Spinatmischung in die Auflaufform schichten und dabei jeweils mit etwas Margarine bestreichen. Als oberste Schicht Teig verwenden und diese auch mit Margarine einpinseln. Die Pastete bei 175 Grad etwa 40 Minuten backen.

Spinatpastete

250 g Weizenvollkornmehl, 15 g Hefe, 1 TL Honig, Kräutersalz, 4 EL Sesamöl, 750 g Spinat, 1 Zwiebel mit Grün, 3 EL Margarine, 3 Eier, 1/4 l Joghurt, 1/8 l Magermilch, 1/2 TL Muskat, 50 g geriebener Greyerzer Käse

Mehl auf die Arbeitsplatte geben, eine Mulde hineindrücken, Hefe zerbröckeln und mit Honig, etwas Kräutersalz und mit 1/8 l lauwarmem Wasser verquirlen. Zum Mehl geben, Öl hinzufügen und einen glatten Teig kneten. 20 Minuten gehen lassen, dann eine runde Springform damit auslegen und einen 4 cm hohen Rand formen.
Spinat verlesen, waschen und in kochendes Wasser geben. Nach 1 Minute wieder herausheben, gut abtropfen lassen und in Küchenkrepp gut abtrocknen. Spinat und geputzte Zwiebel fein schneiden und in 2 EL Margarine andünsten. Eier mit Joghurt, Milch, Muskat und Kräutersalz verquirlen, den Spinat daruntermischen und auf den Teigboden geben. Mit Käse und übriger Margarine in Flöckchen bestreuen und bei 200 Grad in den vorgeheizten Backofen geben. 25 bis 30 Minuten backen, heiß servieren.

Kohlrouladen

125 g Naturreis, 2 Zwiebeln, 2 EL Sesamöl, 1 Weißkohl, 750 g Tomaten, 2 EL Margarine, 2 Eier, 2 EL fein zerbröckelte Vollkornkräcker, Thymian, Salbei, Petersilie

Reis und Zwiebelwürfel in Öl andünsten, gut 1/2 l kochendes Wasser hinzufügen und den Reis in 30 bis 40 Minuten über sehr schwacher Hitze gar ziehen lassen. Den Kohlstrunk herausschneiden und den Weißkohl in Wasser kochen, bis die Blätter weich und rollfähig sind.
Tomaten in Würfel schneiden, in Margarine auf die Hälfte eindünsten, etwas abkühlen lassen und im Mixer pürieren. Abgekühlten Reis mit Eiern, zerbröckelten Kräckern und Kräutern mischen und abschmecken. Die Kohlblätter damit füllen, aufrollen und dicht aneinander in eine passende feuerfeste Form setzen. Mit Tomatensoße übergießen. Bei 175 Grad 30 Minuten backen.

Apfel-Rotkohl mit Joghurt

750 g Rotkohl, 3 Äpfel, 3 EL Apfelsaft, 4 EL Oliven- oder Sonnenblumenöl, Knoblauch, Nelkenpfeffer, 1 Becher Joghurt

Rotkohl putzen, waschen und fein hobeln. Äpfel schälen, vierteln, entkernen und in Stücke schneiden. Mit Kohl, Apfelsaft, Öl und Gewürzen über schwacher Hitze etwa 45 Minuten dünsten. Joghurt hinzufügen und weitere 5 Minuten dünsten.

Spinatauflauf

1 kg Spinat oder Mangold, 4 junge Zwiebeln mit Grün, 1 Bund gehackte Petersilie, 1/2 TL Rosmarin, 1 Löffelspitze Kräutersalz, 2 EL Sonnenblumen- oder Sesamöl, 50 g Vollkornkräcker, 1/8 l süße Sahne

Gemüse und Zwiebeln putzen, waschen und fein schneiden. Mit Kräutern und Öl dünsten, bis das Gemüse nur noch das halbe Volumen hat. Dann in eine Auflaufform umfüllen, mit fein zerkrümelten Kräckern bestreuen und die Sahne darüberlöffeln.
Den Spinatauflauf bei 200 Grad in den Backofen geben und 15 bis 20 Minuten backen, bis die Kruste schön goldbraun gebräunt ist.

Zuckererbsen mit Sojabohnenkeimlingen

750 g Zuckererbsen (ersatzweise 600 g extrafeine Tiefkühlerbsen), 1 große Zwiebel, 1/2 Paprikaschote, 1 Stengel Stangensellerie, 3 EL Maiskeimöl, 375 g Sojabohnenkeimlinge, 1 EL Sojasoße, 1 EL Maisstärke (Maizena) oder 1/2 EL Pfeilwurzmehl (Arrowroot)

Zuckererbsen waschen, abfädeln und dabei die Spitzen abschneiden. Die Erbsen einmal durchschneiden. (Es handelt sich dabei um sehr junge Erbsen in der Schale.)
Geschälte Zwiebel, entkernte Paprikaschote und Stangensellerie fein hacken. In Öl weich und glasig dünsten. Erbsen, Sojabohnenkeimlinge und $^{1}/_{8}$ l Wasser hinzufügen. Das Gemüse zugedeckt 7 bis 8 Minuten kochen. Sojasoße mit Maisstärke oder Pfeilwurzmehl und $^{1}/_{8}$ l Wasser verquirlen. An das gegarte Gemüse geben und unter Rühren aufkochen. Nach Belieben noch etwa 200 g feingeschnittenen Bohnenquark (s. S. 60) in das Gemüse geben.

Überbackener Rosenkohl

500 g Rosenkohl, 1 EL Sonnenblumenöl, 1 Sellerieknolle, 3 TL Margarine, 3 EL Weizenvollkornmehl, $^{3}/_{8}$ l Milch, 2–3 Scheiben Weizenkeimtoast

Rosenkohl putzen, in Öl und etwas Wasser weich dünsten. Sellerie schälen, waschen und sehr fein würfeln, Margarine schmelzen, Sellerie darin glasig dünsten. Mehl hineinrühren und die Milch dazuquirlen. Kurz aufkochen.
Rosenkohl in eine feuerfeste Form geben, darüber die Selleriesoße. Toast rösten, fein zerkrümeln und darüberstreuen. Mit Margarineflöckchen besetzen und bei 200 Grad goldbraun überbacken.

Erbsen mit Pfefferminzsoße

750 g frische Erbsen, 4 EL Margarine, 1 EL Zitronensaft, $^{1}/_{4}$ TL abgeriebene Zitronenschale, 2 EL frische, feingehackte Pfefferminze

Erbsen in wenig Wasser mit Margarine 15 Minuten dünsten. Oder Tiefkühlerbsen so in 8 Minuten garen. Die übrigen Zutaten hinzufügen und das Gemüse sofort servieren.

Gebackener Blumenkohl

1 großer Blumenkohl, 4 Scheiben Weizenvollkornbrot, Margarine, 1/4 l Milch, Kräutersalz

Blumenkohl über Wasserdampf garen. In Röschen zerpflücken und in eine feuerfeste Form geben. Brot rösten, fein zerkrümeln und darüberstreuen. Nun alles mit Margarineflöckchen überstreuen. Milch und Kräutersalz verquirlen und darübergießen.
Die Form bei 200 Grad in den Backofen geben und den Blumenkohl etwa 20 Minuten goldbraun überbacken.

Gedünstete Sojabohnenkeimlinge

1 Zwiebel, 1 EL Öl oder Margarine, 750 g Sojabohnenkeimlinge, Sojasoße

Zwiebelwürfel in Öl oder Margarine andünsten. Sojabohnenkeimlinge und 4 EL Wasser hinzufügen. Das Gemüse zugedeckt kurz dünsten, bis es weich zu werden beginnt. Dann mit Sojasoße abschmecken.

Gedünsteter Brokkoli

Pro Person 250 g Brokkoli gut waschen und bündeln. Mit den Stengeln nach unten in einen hohen, engen Topf geben und zu 1/4 mit Wasser bedecken. Das Gemüse zugedeckt in etwa 25 Minuten dünsten.

Auberginen, mit Käse überbacken

3 Auberginen, 1/2 TL Meersalz, 2 Eier, 1/8 l Milch, 1 EL Sesamöl, 1/2 TL Kräutersalz, 4 EL Weizenvollkornmehl, 4 EL Maiskeimöl, 200 g Mozzarella, 100 g Parmesan, 50 g Ricottakäse, 1/2 TL Oregano, 1 EL Petersilie, 1/8 l süße Sahne

Auberginen schälen, in 1 cm dicke Scheiben schneiden und salzen. Eier mit Milch, Sesamöl, Kräutersalz und Mehl verquirlen. Die Auberginenscheiben in den Teig tauchen und in heißem Maiskeimöl hellbraun backen, abfetten und in eine flache Auflaufform schichten. Geriebenen Käse mit den übrigen Zutaten verquirlen und über die Auberginen geben. Bei 175 Grad in den Backofen geben und überbacken.

Grüne Bohnen in Kräutersoße

1 kg grüne Bohnen, 1 Zwiebel, 2 Knoblauchzehen, 50 g Sellerieknolle, 1/4 grüne Paprikaschote, 1 Tomate, 2 EL Sonnenblumenöl, 1/4 TL Bohnenkraut, 1 EL Petersilie

Bohnen über Wasserdampf garen. Zwiebel, Knoblauch und Sellerie schälen und fein hacken. Ebenso geputzte Paprikaschote und Tomate. Alles Gehackte in Öl andünsten. Kräuter hinzufügen und die Soße nach Belieben noch mit etwas Meersalz oder Kräutersalz abschmecken. Die Bohnen darin schwenken.

Gefüllte Paprikaschoten mit Reis

4–6 Paprikaschoten, 100 g Naturreis, 1 Zwiebel, 1 Knoblauchzehe, 2 EL Petersilie, 4 EL Olivenöl, 1 kg Tomaten, Salbei, Thymian, 1 EL Margarine, Kräutersalz

Paprikaschoten waschen, einen Deckel davon abschneiden und das Innere mit einem Löffel herauslösen. Reis nach Vorschrift kochen. Zwiebel und Knoblauch schälen, fein hacken und mit gehackter Petersilie in Öl gelb dünsten. Tomaten gewürfelt hinzufügen und die Soße auf die Hälfte einkochen.
Mit Salbei, Thymian, Margarine und etwas Kräutersalz abschmecken.
Reis mit 1/3 Tomatensoße mischen und in die Paprikaschoten füllen. In eine feuerfeste Form setzen, ringsum die übrige Tomatensoße verteilen. Bei 160 Grad in den Backofen geben und etwa 40 Minuten garen.

Gefüllte Paprikaschoten mit Oliven

5–6 Paprikaschoten, 200 g reife Oliven, 200 g geriebener Käse, 200 g Weizenkeimtoast, 1/4 l Milch, 1 Ei, etwas Zwiebelpulver, Margarine

Die Spitzen der Paprikaschoten abschneiden und das Innere herauslösen. Oliven entkernen, fein hacken und mit geröstetem Weizenkeimtoast (fein zerkrümelt), Milch, Ei und Zwiebelpulver mischen. Die Paprikaschoten damit füllen. Dicht aneinander in eine feuerfeste Form setzen, mit Margarineflöckchen bestreuen und bei 160 Grad in den Backofen geben. Etwa 45 Minuten backen.

Sojabohnen mit Tomatensoße

750 g gelbe oder rote Sojabohnen, 3 Zwiebeln, 1 grüne Paprikaschote, 20 Oliven, 3 EL Weizenkeimöl, 500 g Tomaten, 2 EL Honig, Kräutersalz

Sojabohnen nach Vorschrift auf der Packung zum Keimen bringen, 20 Minuten kochen. Geschälte Zwiebeln, Paprika-

schote und Oliven fein hacken und in Öl hell bräunen. 2 EL Wasser dazugeben und weitere 5 Minuten dünsten. Abgetropfte Bohnen daruntermischen.
Tomaten im Mixer pürieren, in einer weiten Pfanne schnell unter Rühren sämig einkochen. Mit Honig und Kräutersalz abschmecken, über die Bohnen geben.

Gedünsteter Spargel

1,5 kg Spargel, etwas Selleriesalz, Estragon oder Kräutersalz

Spargel am Kopf beginnend schälen, holzige Endstücke abschneiden oder -brechen. Die Stangen bündeln und aufrecht in einen schmalen, hohen Topf stellen. 1/4 mit Wasser bedecken und zugedeckt etwa 40 Minuten dünsten. Abgetropft anrichten und würzen. Dazu Margarine, Joghurt oder Käsesoße.

Vegetarischer Auflauf

2 Möhren, 1 Kohlrabi, 1 Zwiebel, 1 Paprikaschote, 150 g gekochte Sojabohnen, 3 EL vollfettes Sojamehl, 8 EL Weizenkeime, 1/8 l Tomatensaft, 2 Eier, 1/2 TL Kräutersalz, 1 TL Oregano, 1 TL feingehackte Petersilie

Möhren, Kohlrabi und Zwiebel schälen und waschen, Paprikaschote vierteln, entkernen und waschen. Alles Gemüse im Mixer nach und nach pürieren und mit den übrigen Zutaten mischen. Den Teig in eine eingeölte Form füllen und bei 160 Grad etwa 1 Stunde backen. Nach Stricknadelprobe servieren. Dazu nach Belieben selbstgemachtes Tomatenpüree.

Spargeltoast mit Champignons

500 g Spargel, 150 g Champignons, 2 EL Margarine, 2 EL Weizenvollkornmehl, 1/4 l Milch, 1/2 TL Selleriesalz, 4 Scheiben Weizenkeimtoast

Spargel schälen und gar dünsten. Champignons putzen, waschen und fein schneiden. Margarine schmelzen, Mehl hinzufügen und kurz schwitzen. Mit Milch auffüllen und dabei immerzu rühren, bis die Soße kocht und schön glatt und sämig ist. Die Champignons hineingeben, etwa 5 Minuten garen. Die Soße mit Selleriesalz abschmecken.

Toast knusprig rösten, mit abgetropftem Spargel belegen. Die Soße darübergeben.

Grilltomaten

6 große, möglichst fleischige Tomaten, 200 g Weizenvollkornbrot, 1 junge Zwiebel mit Grün, 1/4 TL Oregano, 1/4 TL Basilikum, 1/4 TL Kräutersalz, 2 EL Olivenöl, 125 g geriebener Parmesan

Tomaten waschen, in 1 cm dicke Scheiben schneiden. Brot rösten, fein zerkrümeln und mit sehr fein geschnittener Zwiebel und Gewürzen mischen.

Ein Grillblech mit Alufolie belegen und mit Öl einfetten. Die Tomatenscheiben in der Brotmischung wenden und nebeneinander auf das Blech legen. 2 Minuten grillen, mit Parmesan bestreuen und weitergrillen, bis der Käse schmilzt.

Tomaten mit Okra

500 g Okra, 2 Zwiebeln, 1 Knoblauchzehe, 2 EL Öl oder Margarine, 1 kleine Dose geschälte Tomaten, 1/4 TL Oregano, 1/2 TL Kräutersalz, feingehackte Petersilie

Okra waschen, Spitzen und Endstücke wegschneiden. Die Früchte in Scheiben schneiden, dabei entkernen. Zwiebel und Knoblauch schälen und fein hacken. Öl oder Margarine erhitzen, Okra, Zwiebeln und Knoblauch darin braun anbraten. Tomaten und Gewürze hinzufügen, das Gemüse noch etwa 10 Minuten dünsten, bis es leicht andickt.
Dann mit Petersilie bestreut anrichten.

Gefüllte Zucchini

4 große Zucchini, 6 Scheiben Weizenvollkornbrot, 4 EL geriebener Parmesankäse, 1 Löffelspitze Rosmarin, 1 Löffelspitze Majoran, 1/4 TL Oregano, 1/4 TL Salbei, 1 EL Margarine

Zucchini waschen, die Spitzen abschneiden. Das Gemüse über Wasserdampf 10 Minuten dünsten. Dann längs halbieren und jede Hälfte etwas aushöhlen, so daß wir eine Tasse Fruchtfleisch erhalten. Dies fein zerquetschen und mit Brotkrümeln und 2 EL Parmesan sowie den Kräutern mischen. In die Zucchini füllen und diese dicht aneinander in eine passende Auflaufform setzen. Mit Margarineflöckchen bestreuen und bei 160 Grad etwa 15 Minuten backen. Mit dem übrigen Käse bestreuen und servieren.

Eier Fou-Young

4 EL Wasserkastanien aus der Dose, 3 Stengel Stangensellerie, 3 Schalotten, 6–8 Eier, 1 EL Honig, 150 g Sojabohnenkeimlinge, 4 EL Margarine

Kastanien, geputzten Sellerie und geschälte Schalotten fein hacken. Eier und Honig glatt verquirlen, das feingehackte Gemüse hineingeben. Sojabohnenkeimlinge auch hinzufügen. Jeweils etwas Margarine in einer Pfanne erhitzen und kleine Eierkuchen darin backen. Im Backofen heiß halten. So oder mit Chinesischer Soße (s. u.) servieren.

Gebackene Zucchini

1–1½ kg Zucchini (oder Salatgurke), 4–6 EL Margarine, 150 g Parmesankäse

Zucchini waschen und die Spitzen wegschneiden. Eine große feuerfeste Platte (etwa 20 x 30 cm) einfetten, Zucchini grob hineinraspeln. Mit Margarineflöckchen und Käse bestreuen und bei 200 Grad in den Backofen geben. 10 bis 15 Minuten backen. Nicht länger, denn die Zucchini sollen noch ein bißchen knackig sein.

Chinesische Soße

4 EL Sojasoße, 2 EL Maisstärke (Maizena) oder 1 EL Pfeilwurzmehl (Arrowroot)

½ Liter Wasser zum Kochen bringen. Sojasoße mit etwas Wasser und Maisstärke oder Pfeilwurzmehl verquirlen, hineinrühren. Die Soße kochen, bis sie klar ist.

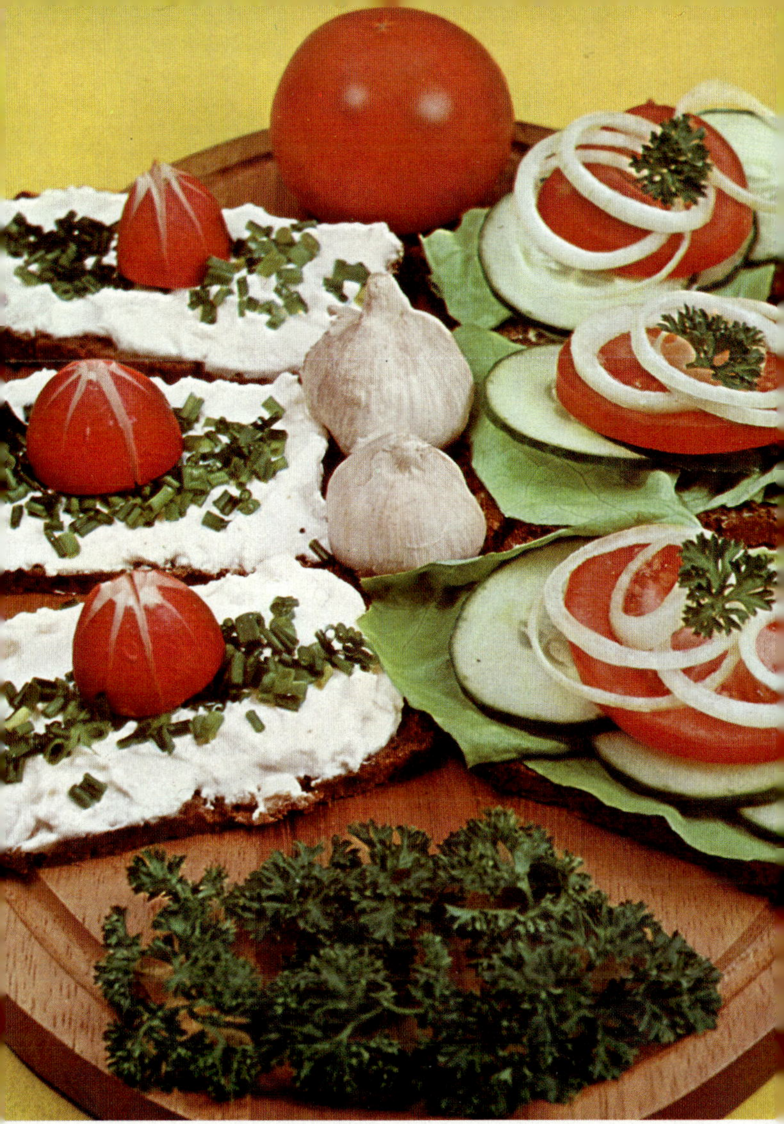

Quark– und Gurken-Tomaten-Sandwiches
(Rezepte Seite 65 und 67)

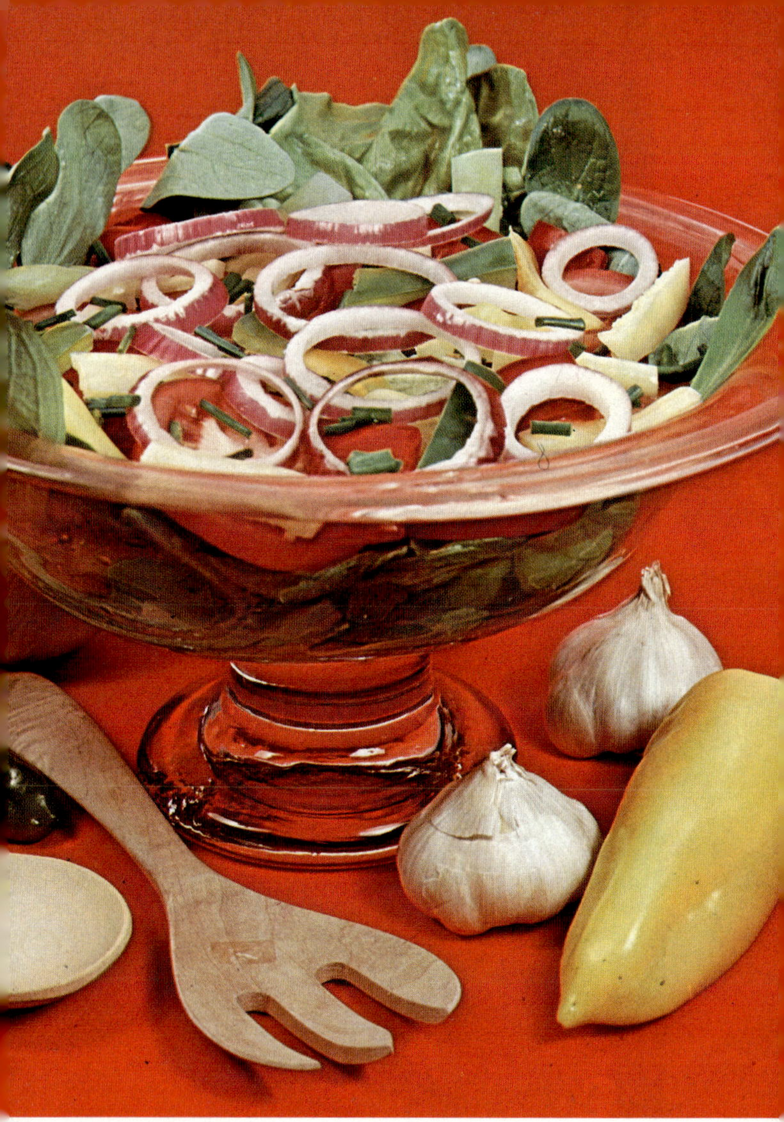

Bunter Sommersalat
(Rezept Seite 90)

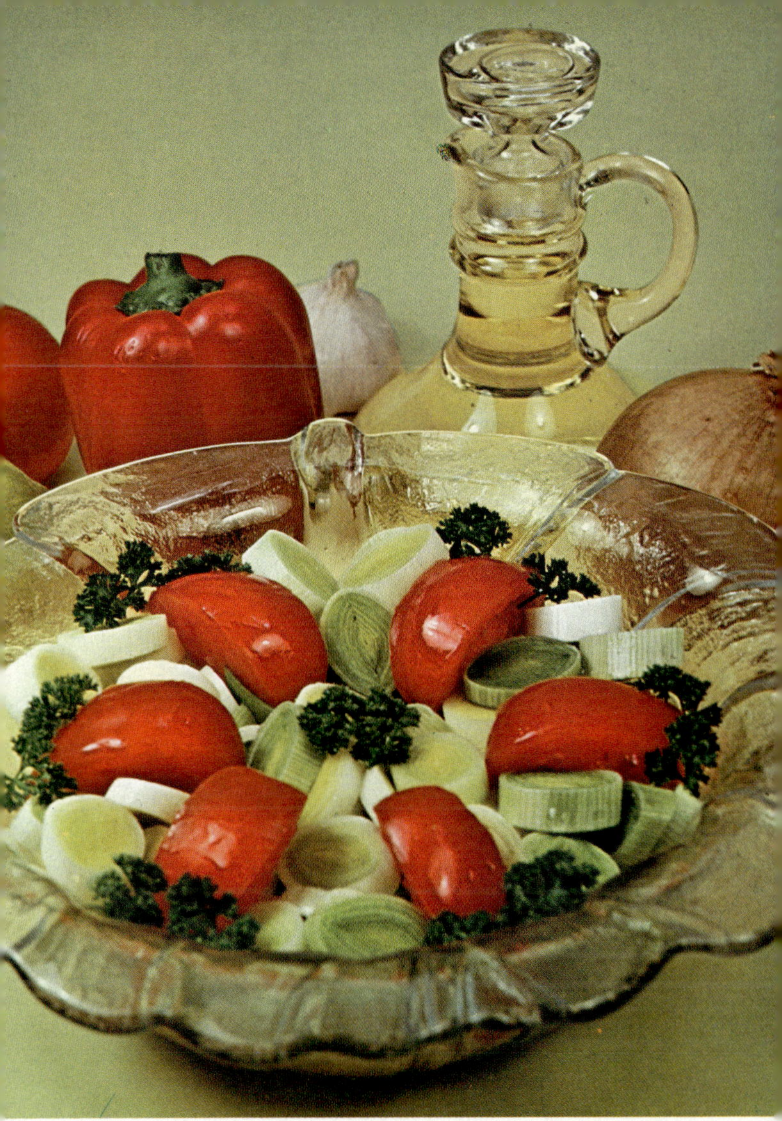

Lauchsalat
(Rezept Seite 94)

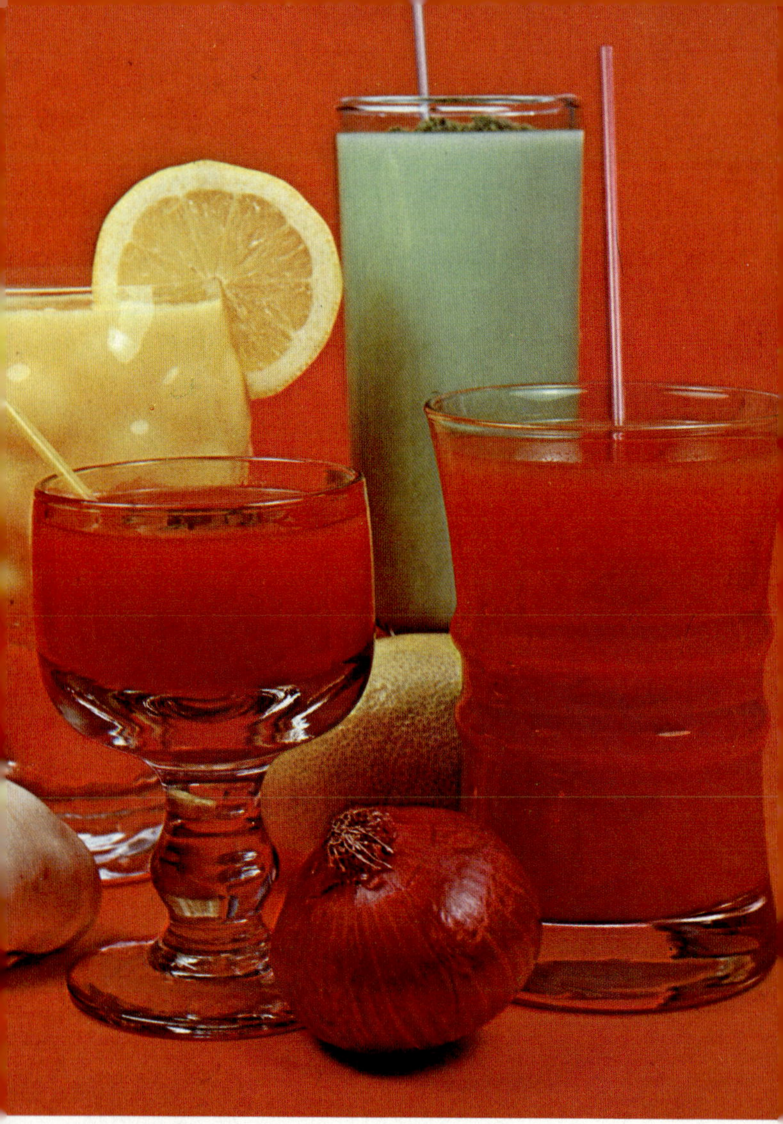

Verschiedene Drinks
(Rezepte Seiten 44–57)

Gefüllte Tomaten

75 g Naturreis, 125 g Champignons, 1 Zwiebel, 3 EL Olivenöl, 1/2 TL Thymian, 1/2 TL Kräutersalz, 1 Stengel Stangensellerie, 8 große Tomaten

Reis nach Vorschrift garen. Gewaschene Pilze und geschälte Zwiebel fein hacken. Beides in 2 EL Öl andünsten. Mit Thymian und Kräutersalz würzen. Sellerie sehr fein schneiden. Mit Reis und gedünsteten Zutaten mischen, in die ausgehöhlten Tomaten füllen.
Eine passende Auflaufform mit dem übrigen Öl einfetten, die Tomaten hineinsetzen. Bei 160 Grad in den Backofen geben und 30 bis 35 Minuten backen.

Gemüseeintopf

2 Zwiebeln, 3 Kartoffeln, 1 Zucchino, 2 Möhren, 3 Tomaten, 2 Kohlrabi, 1 kleine Salatgurke, 2 EL Olivenöl, 3 EL Hefeflocken, 3 EL feingehackte Petersilie, 1 EL feingeschnittener Dill

Alles Gemüse putzen, waschen und in kleine Stücke schneiden. Zwiebeln in Olivenöl glasig dünsten. Gemüse hinzufügen, Hefeflocken, Petersilie und Dill daruntermischen. Gemüseeintopf zugedeckt in 25 bis 30 Minuten gar ziehen lassen.

Gebackene Bohnen mit Tomaten

400 g weiße oder rote Bohnen, 750 g Tomaten, 2 EL Honig, Kräutersalz

Bohnen über Nacht in gut 1 Liter Wasser einweichen. Mit dem Einweichwasser aufsetzen und auf kleiner Hitze 1 Stunde ausquellen lassen. Tomaten fein schneiden oder pürieren und mit Honig und Kräutersalz würzen. Die Bohnen ohne Flüssigkeit in eine feuerfeste Form geben, mit der Tomatensoße übergießen. Bei 110 Grad in den Backofen geben und zugedeckt ganz langsam garen. Noch etwa 3 Stunden unbedeckt weitergaren, bis die Oberfläche schön gebräunt ist.

Spinat, fernöstlich

750 g gedünsteter Spinat, Saft von 1 Zitrone, 8 EL Öl, 125 g Sesamsaat, 1 feingehackte Zwiebel

Spinat fein hacken und mit den übrigen Zutaten gut mischen. Kalt servieren.

Gebackene Tomaten

12–16 mittelgroße Tomaten, Kräutersalz, 4 EL Olivenöl, 2 EL Zitronensaft, Estragon, gemahlener Koriander, feingehackte Petersilie

Von den Tomaten auf der Seite mit dem Stielansatz je eine Scheibe abschneiden. Je 1 TL vom Inneren herauslösen und dafür etwas Kräutersalz hineinstreuen.
Eine Auflaufform mit 2 EL Öl einfetten, Zitronensaft hineintropfen. Die Tomaten mit der Öffnung nach unten dicht aneinander hineinsetzen. Mit Öl bestreichen, mit Gewürzen bestreuen und 10 Minuten bei 140 Grad backen. Mit Petersilie bestreut servieren.

Auberginen mit Tomaten

3 Auberginen (etwa 1 kg), etwas Weizenvollkornmehl, 2 EL Öl, 1 kleine Dose geschälte Tomaten, 2 Zwiebeln, 1 TL grüner Pfeffer

Auberginen längs in 1/2 cm dicke Scheiben schneiden. In Mehl wenden und in Öl von beiden Seiten hellbraun braten. Tomaten im Mixer pürieren, Zwiebelwürfel und Pfeffer hinzufügen. Die Auberginenscheiben in eine flache Auflaufform schichten, mit der Tomatensoße übergießen und bei 175 Grad in den Backofen geben. 20 bis 30 Minuten backen.

Spinat mit Champignons

750 g Spinat, 500 g Champignons, 1 kleine Zwiebel, 2 EL Margarine, 3 EL Joghurt, Kräutersalz

Spinat verlesen, waschen und in feine Streifen schneiden. Pilze putzen, waschen und in Scheiben schneiden. Zwiebel schälen und würfeln. Spinat im eigenen Saft weich dünsten. Pilze und Zwiebel in Margarine hell bräunen, Spinat dazugeben und noch 2 Minuten dünsten. Joghurt darunterrühren und mit Kräutersalz abschmecken.

Chinesisches Gemüse

4 Zwiebeln, 1/2 Sellerieknolle, 2 grüne Paprikaschoten, 125 g Champinons, 4 EL Maiskeimöl, 150 g Sojabohnenkeimlinge

Zwiebeln und Sellerie schälen und in sehr feine Streifen schneiden. Paprika putzen und auch in feine Streifen schneiden. Gut gewaschene Champignons feinblättrig aufschneiden. Öl erhitzen und das vorbereitete Gemüse darin kurz andünsten, bis es duftet. Sojabohnenkeimlinge hinzufügen und kurz aufkochen.

Backkartoffeln mit Käse

1 kg Kartoffeln, 200 g geriebener Käse, 4 EL Margarine, 3 Scheiben Weizenkeimtoast, Milch

Kartoffeln 20 Minuten kochen, abschrecken, pellen und in Scheiben schneiden. Eine dünne Schicht davon in eine gefettete Auflaufform geben. Mit Margarineflöckchen und Käse bestreuen, so weiterschichten, bis Kartoffeln und Käse verbraucht sind.
Dann Toast rösten, fein zerkrümeln und über die Kartoffeln streuen. Übrige Margarine daraufgeben. Nun so viel heiße Milch dazugießen, daß die Kartoffeln knapp bedeckt sind. Bei 160 Grad in den Backofen geben und in etwa 30 Minuten goldbraun backen.

Kohlrabi mit Grün

8 kleine, ganz junge Kohlrabi mit Grün, Kräutersalz, 1 EL Margarine, 2 EL Zitronensaft

Kohlrabi abziehen und das Blattgrün von den Stengeln streifen. Letzteres fein schneiden und im eigenen Saft weich dünsten. Kohlrabiknolle dazuraspeln. Kräutersalz und Margarine hinzufügen, 5 Minuten dünsten. Zitronensaft hineinrühren und das Gemüse servieren.

Süßkartoffeln, gebacken

1 kg Süßkartoffeln, 6 EL Honig, Saft von 1 Zitrone, 4 EL Weizenkeimöl, Muskatblüte

Süßkartoffeln je nach Größe 30 bis 40 Minuten in Wasser kochen. Dann schälen, längs in Hälften schneiden und in eine

gefettete Auflaufform legen. Die übrigen Zutaten miteinander verquirlen und über die Kartoffeln geben. Bei 160 Grad in den Backofen geben und 30 Minuten überbacken. Dabei öfter mit dem Fond beschöpfen.
Statt der Süßkartoffeln auch Yamwurzeln verwenden. Man kann sie in Dosen kaufen.

Kartoffeln im Kleid

Kartoffeln von gleicher Größe sauber waschen, abtrocknen und mit Öl einpinseln. Bei 200 Grad in den vorgeheizten Backofen geben und je nach Größe 45 bis 60 Minuten backen. Mit Margarine servieren und bitte mit Haut essen, weil sie so wertvoll ist.

Käse-Soufflé

4 EL Margarine, 4 EL Weizenvollkornmehl, 1/4 l Milch, 350 g geriebener Chester, 1/2 TL Thymian, 6 Eier, Meersalz

Margarine schmelzen, Mehl hineinrühren und kurz aufschäumen lassen. Die Milch hinzufügen und immerzu rühren, bis die Creme kocht und dick ist. Käse und Thymian hinzufügen und gut verrühren.
Eigelb glatt verrühren, die heiße Creme nach und nach dazuquirlen. Eiweiß mit einer Prise Meersalz zu steifem Schnee schlagen und locker unter die Käsecreme ziehen. Diese in eine gefettete feuerfeste Form geben. Bei 160 Grad in den vorgeheizten Backofen geben und 1 Stunde backen.

Sellerieauflauf

1 Sellerieknolle (etwa 500 g), 125 g geriebener Käse, 1/4 l Milch, Kräutersalz, 3 EL Margarine

Sellerie schälen, waschen, in Scheiben schneiden und in eine flache Auflaufform schichten. Dazwischen den Käse streuen, Milch und Kräutersalz aufkochen, über den Sellerie gießen und mit Margarineflöckchen besetzen. Bei 160 Grad in den Backofen geben und 30 bis 40 Minuten backen.

Toast mit Käsecreme

4 Scheiben Weizen- oder Roggenvollkornbrot, 3 EL Margarine, 2 Eier, 450 g Chester, 1/2 l Vorzugsmilch

Brot toasten, mit etwas Margarine bestreichen und auf eine vorgewärmte Platte legen. Übrige Margarine über sehr schwacher Hitze schmelzen. Milch, Käse und Eier hineingeben und unter ständigem Rühren erhitzen, bis eine dickliche Creme entstanden ist. Über die Brote geben und sofort servieren.

Gebackene Kartoffeln

1 kg Kartoffeln, 4 EL Margarine, 2–3 Zwiebeln, 4 EL feingehackte Petersilie

Kartoffeln gründlich waschen und in Scheiben schneiden. Schichtweise mit Margarine, Zwiebelwürfeln und Petersilie in eine Auflaufform geben. Obendrauf Margarineflöckchen setzen. Etwas Wasser hinzufügen, so daß der Boden bedeckt ist.
Zugedeckt bei 175 Grad in den Backofen geben und etwa 45 Minuten backen. Dann den Deckel abnehmen und weiterbacken, bis die Oberfläche gebräunt ist.

Nußauflauf

450 g Weizenvollkornbrot, 250 g Sellerie, 3 Zwiebeln, 250 g gemahlene oder feingehackte Nüsse, 2 Eier, 3 EL Öl, 1/4 l Tomatensaft, 4 EL feingehackte Petersilie, etwas Kräutersalz

Das Brot rösten, in eine Plastiktüte geben und mit dem Nudelholz fein zermahlen. Sellerie und Zwiebel schälen und fein raspeln oder reiben. Alle Zutaten miteinander zu einem glatten Teig vermischen. In eine gefettete Backform füllen und bei 175 Grad in den vorgeheizten Backofen geben. 40 bis 45 Minuten backen.

Überbackener Spargel

1 kg gedünsteter Spargel, 1 EL Margarine, 75 g Weizenkeimtoast, Selleriesalz, Edelsüßpaprika, 150 g geriebener Käse

Spargel in 3 cm lange Stücke schneiden. Eine Auflaufform mit Margarine einfetten, Spargel hineingeben. Dazwischen Brotkrümel, Selleriesalz und Paprika streuen. 1/4 Liter Spargelbrühe darübergießen. Die Form bei 130 Grad in den Backofen schieben. Nach 20 Minuten Käse über den Spargel streuen und weiter überbacken, bis der Käse schmilzt.

Zwiebelauflauf

500 g Zwiebeln, 3 EL Margarine, 4 Scheiben Weizenkeimtoast, 4 Eier, 1/4 l Milch, 200 g geriebener Chester

Zwiebeln schälen und in 1 cm dicke Scheiben schneiden. 2 EL Margarine erhitzen, die Zwiebeln darin 5 Minuten unter ständigem Wenden braten. Toast rösten, mit etwas Margarine bestreichen und auf den Boden einer Auflaufform legen. Die Zwiebeln daraufgeben. Eier und Milch verquirlen, darübergießen. Mit Käse bestreuen und bei 160 Grad in den Backofen schieben. 30 Minuten backen.

Kartoffelpuffer

1 kg Kartoffeln, 2 kleine Zwiebeln, 2 Eier, 2 EL Weizenvollkornmehl, 1 TL Kräutersalz, 4 EL feingehackte Petersilie, Öl oder Margarine

Kartoffeln gründlich waschen und grob zerschneiden. Im Mixer fein pürieren. Zum Schluß geschälte Zwiebeln mit zerkleinern. Eier, Mehl, Salz und Petersilie in den Teig rühren. Jeweils etwas Öl oder Margarine in einer Pfanne erhitzen und kleine Kartoffelpuffer darin braten.

Gefüllte Kartoffeln

1 kg Kartoffeln, 4 Zwiebeln, 4 EL Margarine, 6 EL Joghurt, feingehackte Petersilie

Möglichst gleichmäßig große Kartoffeln waschen und 45 bis 60 Minuten im Backofen bei 200 Grad garen. Je nach Größe mehr oder weniger lange.
Die gegarten Kartoffeln längs durchschneiden und bis auf einen kleinen Rest aushöhlen. Das Kartoffelfleisch fein zermusen und mit gehackten Zwiebeln, Margarine und Joghurt mischen. In die Kartoffelschalen füllen und wieder in den Backofen geben. Nach etwa 10 Minuten mit Petersilie bestreut servieren.

Spinat-Soufflé

750 g Spinat, 1 EL Margarine, 4 Eier, 3 EL Weizenvollkornmehl, 4 EL geriebener Käse, 3 EL Hefeflocken, 1/4 TL Kräutersalz, 1 TL Zitronensaft

Spinat verlesen, waschen, abtropfen lassen und in Margarine dünsten, bis er zusammengefallen und weich ist. Dann abkühlen lassen und im Mixer pürieren.
Eigelb, Mehl, Käse Hefeflocken und Kräutersalz hinzufügen und glatt verrühren. Eiweiß mit Zitronensaft zu steifem Schnee schlagen. Unter den Spinat ziehen. Den lockeren Teig in eine große oder besser 4 kleine feuerfeste Formen füllen und bei 160 Grad ca. 40 Minuten backen.

Zucchini-Pfannkuchen

4 Zucchini, 3 Eier, 4 EL Weizenvollkornmehl, 3 EL geriebener Parmesankäse, 1 EL feingehackte Petersilie, 1 Löffelspitze Knoblauchpulver, 3–4 EL Olivenöl

Zucchini waschen, die Spitzen wegschneiden. Das Gemüse grob reiben und mit Eiern, Mehl, Käse und Gewürzen glatt verquirlen. Jeweils etwas Öl in einer Pfanne erhitzen und kleine Pfannkuchen darin von beiden Seiten hellbraun backen.

Gurkenpüree

2 Zwiebeln, 2 EL Sonnenblumenöl, 2 Salatgurken, 4 EL Joghurt, 2 EL Honig, Zitronensaft

Zwiebeln schälen, würfeln und in Öl weich dünsten. Inzwischen Gurken schälen, längs vierteln und die Kerne mit einem Löffel abschaben. Zu den Zwiebeln geben und halb verkochen lassen.
Das Fruchtfleisch der Gurken grob zerschneiden und im Mixer pürieren. Die etwas abgekühlten Zutaten hinzufügen und kurz mitmixen. Das Püree mit Joghurt und Honig verrühren, mit Zitronensaft abschmecken.

Pikante Schwarzwurzeln

1 kg Schwarzwurzeln, 6 EL Margarine, 5 EL brauner Zucker, 10 EL Cidre (Apfelgetränk)

Schwarzwurzeln gründlich waschen, mit kaltem Wasser aufsetzen und 30 Minuten kochen. Dann abschrecken, schälen und in kleine Stücke schneiden. In eine Auflaufform geben.
Die übrigen Zutaten miteinander verquirlen, über die Schwarzwurzeln geben. 20 Minuten bei 190 Grad im Backofen schmoren, dabei öfter mit dem Fond beschöpfen.

Makkaroni mit Käse

250 g Vollkornmakkaroni, 3/8 l Vorzugsmilch, 8 EL Magermilchpulver, 200 g geriebener Chester

Makkaroni wie auf der Packung empfohlen kochen, dann abgießen und abtropfen lassen.
Milch und die übrigen Zutaten miteinander verquirlen, die Nudeln daruntermischen. In eine gefettete Auflaufform geben und nach Belieben noch mit geriebenem Weizenvollkornbrot und Margarineflöckchen bestreuen.
Bei 175 Grad in den Backofen geben und noch etwa 15 Minuten überbacken.

Nachspeisen

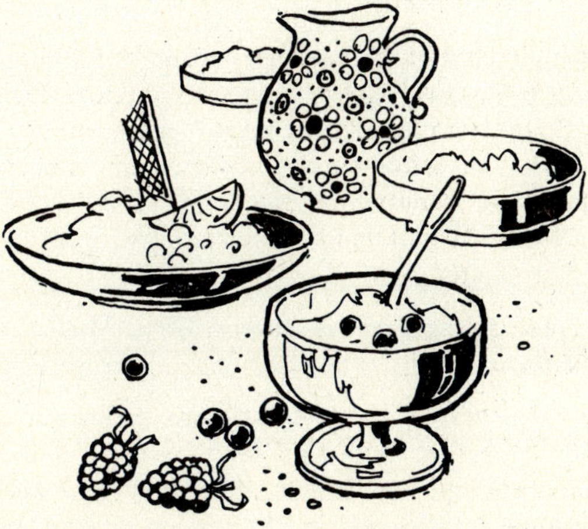

Apfelkompott

750 g Äpfel, 3 EL brauner Zucker oder Honig, 1 EL Zitronensaft

Äpfel waschen, vierteln und entkernen und in Schnitze schneiden. In knapp 1/4 Liter Wasser 3 Minuten kochen. Dann Zucker oder Honig und Zitronensaft hinzufügen und das Kompott zugedeckt abkühlen lassen.

Bratäpfel

4 große Äpfel, 125 g brauner Zucker, Zimt, Muskat und gemahlene Nelken

Äpfel waschen, mit dem Apfelausstecher entkernen und das untere Viertel schälen. Etwa 1/8 Liter Wasser in einer passenden, feuerfesten Form aufkochen, die Äpfel dicht aneinander hineinsetzen und zugedeckt 10 Minuten dünsten. Dann wenden, mit Zucker und Gewürzen überstreuen und bei 120 Grad in den vorgeheizten Ofen geben. Noch 10 Minuten backen.

Obstsalat Suprème

Je 2 Bananen, Orangen und Birnen, 4 Scheiben Ananas, 8 EL feingehackte Walnüsse, 1 Eigelb, 1/4 l Joghurt, 1 EL Honig, Muskat

Bananen, Orangen und Birnen schälen und gegebenenfalls entkernen. Die Früchte in Scheiben schneiden. Ananas ohne Saft in kleine Stücke schneiden. Früchte und Nüsse mischen. Eigelb und Joghurt mit Honig verquirlen, mit Muskat würzen und über die Früchte geben. Den Salat vor dem Servieren etwa 1 Stunde kühlen.

Gebackener Rhabarber

750 g Rhabarber, 375 g Rosinen, 5 EL Fruchtsaft (Ananas, Apfel oder Orange), Muskatblüte

Rhabarber waschen, in 3 cm lange Stücke schneiden. 1 Liter kochendes Wasser über den Rhabarber gießen, nach 10 Minuten wegschütten. Dann alle Zutaten in eine gefettete Auflaufform geben. Zugedeckt bei 160 Grad in den Backofen geben und 25 Minuten backen. Nach Belieben mit frischen Beeren bestreut servieren.

Blaubeeren mit Joghurt

600 g frische oder tiefgekühlte Blaubeeren, 3–4 EL Honig, 1/4 l Joghurt

Alle Zutaten gut miteinander vermischen und durchkühlen. Nach Belieben auch Erdbeeren so zubereiten.

Früchtejoghurt

750 g Erdbeeren, Blaubeeren oder Himbeeren (frisch oder tiefgekühlt), 1/4 l Joghurt, 4 EL Honig

Früchte verlesen, waschen und putzen. Joghurt und Honig im Mixer glatt verrühren. Beeren nach und nach dazugeben. Gekühlt servieren.

Gebackene Quitten

500 g Quitten, 10 EL brauner Zucker, 40 g frischer Ingwer in Scheiben oder etwas Ingwerpulver

Quitten schälen, vierteln und entkernen. In eine gefettete, feuerfeste Form geben und mit Zucker und Ingwer bestreuen. Zugedeckt bei 130 Grad in den Backofen geben und 2 Stunden garen. Zarten Ingwer mitessen, holzige Teile beiseite legen.

Backobstsalat

250 g gemischtes Backobst, 1/4 l Apfelsaft oder Orangensaft, 1/4 l Joghurt

Backobst waschen, über Nacht in Fruchtsaft einweichen. Mit oder ohne Joghurt servieren.

Fruchtpudding ohne Kochen

175 g Rosinen oder Korinthen, 2 Stück kandierter Ingwer, 2 Äpfel, 2 Möhren, 2 TL fein abgeriebene Orangenschale, 4 EL Orangensaft, 2 EL kandierte Orangenschalen, 200 g gemahlene Mandeln, 125 g Brösel von Weizenkeimtoast, Muskatblüte

Rosinen oder Korinthen und Ingwer fein hacken. Äpfel und Möhren schälen und fein reiben. Die vorbereiteten Zutaten mit den übrigen mischen und in eine gefettete Puddingform geben. Ganz fest zusammendrücken, beschweren und in den Kühlschrank stellen. Über Nacht oder einige Tage durchziehen lassen, dann stürzen.

Gebackene Birnen

6 Birnen, 4 EL Honig, 4 EL Zitronensaft, 2 EL Öl oder geschmolzene Margarine

Birnen waschen, halbieren und mit der Schnittfläche nach oben in eine feuerfeste Form legen. Honig mit den übrigen Zutaten verquirlen und über die Birnen löffeln. Bei 160 Grad in den vorgeheizten Backofen geben und etwa 15 Minuten backen.

Backobstkompott

250 g gemischtes Backobst

Backobst gut waschen und mit Wasser bedeckt aufsetzen. Über schwacher Hitze zugedeckt 45 Minuten ziehen lassen.

Äpfel mit Streuseln

6–8 Äpfel, 125 g helle Rosinen, 1/4 TL Zimt, 1/4 TL Muskatblüte, 1/8 l Apfelmost, 80 g Weizenvollkornmehl, 250 g brauner Zucker, 4 EL Sesamsaat, 3 EL Margarine

Äpfel waschen, vierteln, entkernen und in feine Scheiben schneiden. Mit Rosinen, Zimt und Muskatblüte mischen und in eine gefettete Auflaufform geben. Darüber den Apfelmost. Die übrigen Zutaten in eine Schüssel geben und mit den Fingern zu Krümeln verarbeiten. Über die Äpfel streuen. Das Dessert bei 170 Grad in den Backofen geben, bis die Streusel goldbraun und die Äpfel gar sind. Das dauert etwa 30 Minuten.

Rohes Apfelmus

3–4 Äpfel (Jonathan oder Gravensteiner), 1 EL Zitronensaft, 4 EL Honig, 4–8 EL Apfelmost oder Cidre (Apfelgetränk)

Äpfel waschen, vierteln und entkernen. Zitronensaft, Honig und etwas Apfelmost in den Mixer geben, nach und nach die Apfelstücke hinzufügen und pürieren. Bei Bedarf mehr Apfelmost hinzufügen.

Birnenkompott

4 große Birnen, $^1/_4$ l Orangensaft, 4 EL Honig oder brauner Zucker, 1 TL fein abgeriebene Orangenschale

Birnen waschen, halbieren, entkernen und in Orangensaft in knapp 10 Minuten gar ziehen lassen. Dann aus dem Saft heben und beiseite legen. Honig oder Zucker und Orangenschale zum Saft geben und diesen noch etwa 3 Minuten brausend kochen. Über die Birnen geben. Kalt servieren.

Feigensalat

500 g frische Feigen, 3 große Orangen, 8 EL Orangensaft, $^1/_2$ TL fein abgeriebene Orangenschale, 2 EL Honig, 5 EL Kokosraspel

Feigen waschen und in Scheiben schneiden. Die Orangen dick schälen, die Filets aus den Bindehäuten schneiden und entkernen. Die übrigen Zutaten gut verquirlen, dann das Obst vorsichtig daruntermischen.

Früchtebecher

6–8 Aprikosen, 150 g frische oder tiefgekühlte Beeren, 1 Banane, 1–2 Orangen, Honig

Aprikosen waschen, halbieren, entsteinen und in Schnitze schneiden. Mit Beeren, Bananenscheiben und gewürfelten Orangen mischen und mit Honig abschmecken. Gut kühlen und in Gläsern anrichten.

Backpflaumendessert

250 g Backpflaumen, 1/4 l Apfelmost, 4 EL gehackte Mandeln oder Pistazien, Honig

Backpflaumen über Nacht in Apfelsaft einweichen. Dann entkernen und mit der Flüssigkeit im Mixer pürieren. Mit Mandeln oder Pistazien mischen, mit Honig abschmecken.

Früchtegelee

8 EL Agar-Agar, 1/2 l beliebiger Fruchtsaft, 4 EL Honig

Agar-Agar mit 3/8 Liter Wasser verquirlen und einige Minuten quellen lassen. Langsam zum Kochen bringen und rühren, bis sich Agar-Agar aufgelöst hat. Dann den Fruchtsaft hinzufügen und das Gelee mit Honig abschmecken. Es wird schnell gelieren.

Gegrillte Bananen

4 große Bananen, 2 EL Margarine, 4 EL brauner Zucker, Muskatblüte

Bananen schälen, längs halbieren und dicht aneinander auf Alufolie legen. Mit Margarineflöckchen, Zucker und wenig Muskatblüte bestreuen. Grillen, bis die Bananen hell gebräunt sind.

Reisauflauf

5 EL Naturreis, 1/2 l Milch, 2 Eier, 5 EL Honig, 1 1/2 TL Vanillemark, 100 g Rosinen

Reis in 1/4 Liter kochende Milch geben, aufkochen und bei

150 Grad in den Backofen geben. Zugedeckt 30 Minuten lang quellen lassen. Übrige Milch mit Honig, Vanillemark und Rosinen verquirlen, den Reis dazurühren. Die Mischung in eine gefettete Auflaufform geben und wieder in den Backofen stellen. Noch etwa 50 Minuten backen.

Bananensoße

2 reife Bananen, Saft von 1 Zitrone, 1 TL fein abgeriebene Zitronenschale, 100 g Rosinen, 125 g selbstgemachter Quark (s. S. 66), je 3 EL Honig und brauner Zucker

Geschälte Bananen in Scheiben schneiden und mit allen übrigen Zutaten nach und nach in den laufenden Mixer geben. Pürieren und zu Gebäck servieren.

Rohe Preiselbeersoße

250 g Preiselbeeren, $^1/_2$ reife Banane, 1 Apfel, 1 EL fein abgeriebene Orangenschale, Saft von 1 Orange

Das Obst waschen, Preiselbeeren verlesen, Banane in Scheiben schneiden, Apfel vierteln und entkernen. Alle Zutaten nach und nach in den laufenden Mixer geben und gut pürieren. Nach Belieben mit Honig abschmecken.

Cottage-Käse-Auflauf

500 g Cottage-Käse (Hüttenkäse), 2 Eier, 4 EL Honig, 2 EL Rosinen, etwas Zimt

Alle Zutaten gut miteinander verrühren und in eine gefettete Auflaufform füllen. Bei 150 Grad 20 bis 25 Minuten backen.

Aprikosen-Eierstich

5 EL Honig, 3 Eier, 150 g getrocknete Aprikosen, 1/2 l Milch

Honig und Eier im Mixer verquirlen, Aprikosen nach und nach hinzufügen und fein pürieren. Milch hinzufügen und gut untermixen. Eine große oder vier kleine feuerfeste Formen einfetten und die Aprikosenmilch hineingeben. Bei 160 Grad in den Backofen geben und 45 Minuten backen.

Reispudding mit Datteln

1 l Milch, 6 EL brauner Zucker oder Honig, 4 EL Naturreis, 1/4 l Meersalz, 1/4 TL Muskatnuß, 250 g Datteln

Eine Auflaufform, die 2 Liter faßt, einfetten. Alle Zutaten außer Datteln gut miteinander verquirlen und in die Form gießen. Bei 150 Grad in den Backofen geben. Während der nächsten Stunde ab und zu umrühren. Dann entkernte und feingehackte Datteln hinzufügen und den Reis weitere 2 Stunden backen.

Kokospudding

5 EL Honig, 3 EL Maisstärke (Maizena) oder Pfeilwurzmehl (Arrowroot), 1/2 l Kokosnußmilch (s. S. 44)

Honig und Maisstärke oder Pfeilwurzmehl miteinander verquirlen, dabei die Kokosmilch nach und nach dazurühren. Erhitzen und weiterrühren, bis die Flüssigkeit dick und glasig wird. Nicht kochen. Den Pudding in Portionsschälchen füllen und kalt servieren. Dazu frische oder tiefgekühlte Erdbeeren. Nach Belieben auch 8 EL Kokosraspeln für den Pudding verwenden. Dann die Kokosraspeln vor der Kokosmilch hinzufügen.

Vanillepudding

12 EL Agar-Agar, 3/4 l Milch, 4 EL Honig, 1/2 TL Vanillemark, 1 Ei

Agar-Agar mit kalter Milch verrühren und 10 Minuten stehen lassen. Dann Honig und Vanillemark hinzufügen und unter Rühren zum Kochen bringen. Eigelb mit etwas heißem Pudding verquirlen. Zum Pudding rühren. Eiweiß zu steifem Schnee schlagen und darunterheben. Den Pudding in Portionsschälchen füllen und kalt werden lassen.

Möhren-Eiscreme

1/8 l Vorzugsmilch, 1/8 l süße Sahne, 6 EL Honig, 3/8 l frischer Möhrensaft, 2 TL Vanillemark oder gemahlene Vanille

Alle Zutaten gut miteinander verrühren, in die Eismaschine geben und unter Rühren fest werden lassen. Oder die Flüssigkeit in eine Metallschüssel geben und ins Gefrierfach stellen. Wenn die Creme am Rand festgefroren ist, wieder herausholen und gut durchschlagen. Wieder ins Gefrierfach geben und etwa 1 Stunde gefrieren. Dann noch einmal gut durchrühren und wieder zurück ins Gefrierfach stellen. In etwa einer Stunde oder nach Belieben auch später servieren.

Bananen-Orangen-Sorbet

3 reife Bananen, 1/4 l Orangensaft, 1/2 l Joghurt

Bananen schälen und im Mixer fein pürieren. Dabei nach und nach Orangensaft und Joghurt hinzufügen. Die Creme in eine Metallschüssel füllen und ins Gefrierfach stellen.
Während sie gefriert, zwischendurch zweimal locker aufschlagen. Unmittelbar vor dem Anrichten noch einmal durchschlagen und in gekühlten Gläsern anrichten.

Brote und Brötchen

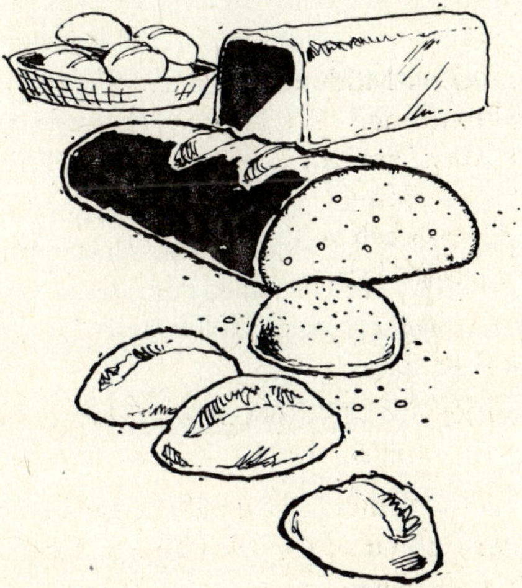

Bananenbrot

125 g Margarine, 160 g brauner Zucker, 3 Eier, 3–4 reife Bananen, 350 g Weizenvollkornmehl, 3 TL Backpulver, 1/4 TL Meersalz, 5 EL gehackte Walnüsse oder Rosinen, 1/2 TL Vanillemark, 160 ccm Milch

Weiche Margarine und Zucker sahnig rühren. Dabei nach und nach die Eier und die fein zermusten Bananen hinzufügen. Mehl mit Backpulver, Salz, Nüssen oder Rosinen und Vanille mischen. Abwechselnd mit der Milch zum Bananenteig rühren. Eine gefettete Kastenform damit füllen und das Brot bei 160 Grad 50 Minuten backen.

Sonnenblumen-Haferbrot

350 g Haferkröner, 2 Päckchen Trocken-Backhefe, 1 EL Öl, 100 g geschälte Sonnenblumenkerne, 100 g Weizenkleie, 100 g vollfettes Sojamehl, 700 g Spezialmehl (halb Weizenmehl und halb Vollkornmehl), Margarine

Haferkörner mit 1/2 Liter kochendem Wasser übergießen und 1 Stunde stehen lassen. Hefe nach Vorschrift auf dem Päckchen in 1/8 Liter lauwarmem Wasser auflösen. Zum Hafer geben. Die übrigen Zutaten hinzufügen und einen glatten Teig kneten. Zugedeckt bei Zimmertemperatur zum doppelten Volumen aufgehen lassen. Wieder durchkneten und 2 oder 3 Brotlaibe daraus formen. Jeden in eine Kastenform geben und gehen lassen, bis er doppelt so groß geworden ist. Dann die Brote mit Margarine bestreichen, bei 175 Grad in den Backofen geben und etwa 50 Minuten backen.

Weizenvollkornbrot

10 EL Weizenkörner, 2 Päckchen Trocken-Backhefe, 1 EL Salz, 4 EL Honig, 3 EL Öl oder geschmolzene Margarine, 900–1000 g Weizenvollkornmehl oder Spezialmehl (halb und halb Weizen- und Vollkornmehl)

Die Weizenkörner 3 Tage vorher wie auf der Packung empfohlen zum Keimen ansetzen. Hefe in 1/4 Liter lauwarmem Wasser auflösen. Salz, Honig, Öl oder Margarine und 1/2 Liter lauwarmes Wasser hinzufügen. Etwa die Hälfte des Mehls hineinrühren. 30 Minuten zugedeckt bei Zimmertemperatur stehen lassen.
Dann das übrige Mehl und die Weizenkörner dazugeben und einen glatten Teig kneten. Aufgehen lassen, bis er das doppelte Volumen hat. Durchkneten und zu Brotlaiben (2–3) formen. Diese in gefettete Kastenformen legen und wieder aufgehen lassen. Dann bei 175 Grad in den Backofen geben und etwa 50 Minuten backen. Stürzen und mit Margarine bestreichen.

Maisbrot

350 g Maismehl, 1/2 TL Meersalz, 2 TL Backpulver, 2 EL Öl, 1/4 l Milch, 1 Ei, 1 EL brauner Zucker

Mehl mit Salz und Backpulver mischen. Öl mit Milch, Ei und Zucker gut verrühren, das Mehlgemisch nach und nach hineinrühren. Den Teig in eine gefettete Kastenform füllen. Bei 175 Grad in den Backofen geben und etwa 30 Minuten backen.

Vollkornbrötchen

350 g Weizenvollkornmehl, 1/4 TL Salz, 3 TL Backpulver, 3 EL Öl, 1 Ei, 1/4 l Milch, 4 EL Honig, 100 g Rosinen

Mehl mit Salz und Backpulver mischen. Öl mit Ei, Salz und Milch verquirlen, die Mehlmischung nach und nach dazurühren.
Zum Schluß die Rosinen hinzufügen. Den Teig in eingefettete Pfitzaufformen füllen. Bei 190 Grad 20 Minuten backen.

Weizenkeimbrötchen

1 Ei, 1/4 l Milch, 3 EL Honig, 3 EL Öl, 1/4 l oder 130 g Weizenkeime, 175 g Weizenvollkornmehl, 1/2 TL Meersalz, 4 TL Backpulver

Ei, Milch, Honig, Öl und Weizenkeime in einer Schüssel gut mit dem Schneebesen verrühren. Mehl mit Salz und Backpulver mischen. Nach und nach unter den Teig rühren.
Pfitzaufformen einfetten und zur Hälfte mit Teig füllen. Die Brötchen im vorgeheizten Backofen bei 190 Grad 20 Minuten backen.

Soja-Rosinenbrot

2 Eier, 8 EL Honig oder brauner Zucker, 4 EL Milch, 4 EL Distelöl, 80 g vollfettes Sojamehl, 250 g Reismehl, 1 TL Backpulver, 100 g Rosinen, 4 EL gehackte Nüsse

Eier und Honig oder Zucker schaumig rühren. Milch und Öl dabei nach und nach hinzufügen. Alle übrigen Zutaten mischen und auch nach und nach unter den Teig rühren. Eine Kastenform einfetten, den Teig hineinfüllen und bei 160 Grad 45 Minuten backen.

Kuchen, Kekse und Konfekt

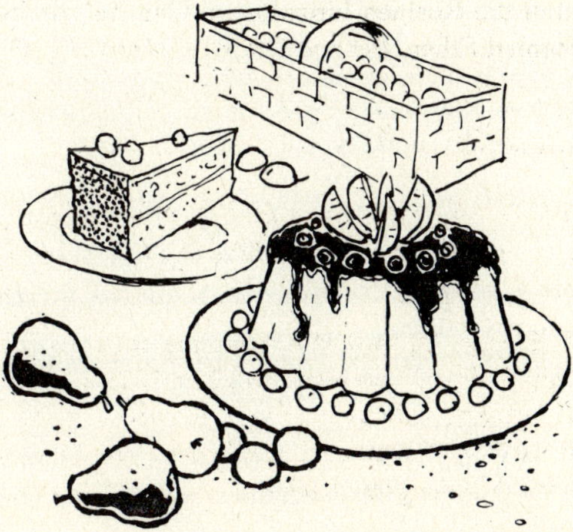

Früchtebrot

75 g Rosinen, 100 g Datteln, 75 g Korinthen, 75 g Feigen, 3 EL brauner Zucker, 1 TL gemahlener Nelkenpfeffer (Piment), 1/2 TL Muskatblüte, 1/2 TL Salz, 75 g Johannisbrotmehl (Nestargel), 350 g Weizenvollkornmehl, 75 g kandierte Ananas, 75 g kandierte Kirschen, 75 g Zitronat, 50 g Orangeat, je 100 g gehackte Walnüsse und Pistazien oder Pinienkerne

Rosinen, entkernte und geschnittene Datteln, Korinthen, gehackte Feigen und Zucker mit Wasser bedeckt 7 Minuten kochen und abkühlen lassen. Die trockenen Zutaten mit kandierten Früchten und Nüssen mischen, die erkalteten Trockenfrüchte daruntermischen.
Den Teig in eine gefettete Kastenform füllen und bei 150 Grad etwa 2 Stunden backen. Abkühlen lassen und in Scheiben geschnitten anrichten. Nach Belieben mit Zuckerguß überziehen und mit Mandeln und kandierten Kirschen garnieren. Luftdicht verpackt, bleibt Früchtebrot monatelang frisch.

Weizenkeimkonfekt

8 EL Honig, 8 EL Sirup, 175 g Rosinen, 200 g Erdnußcreme, 150 g Magermilchpulver, 300 g geröstete Weizenkeime

Alle Zutaten gut miteinander verkneten und in eine gefettete Form pressen. Stürzen und in Würfel schneiden.

Sirupplätzchen

425 g Weizenvollkornmehl, 2 TL Backpulver, 1 TL Ingwer, 8 EL Weizenkeime, 5 EL Honig, 10 EL Sirup, 125 g Margarine oder Öl

Mehl und die anderen trockenen Zutaten mischen. Honig und Sirup mit Margarine oder Öl erwärmen. Dabei umrühren, bis die Margarine aufgelöst oder das Öl sich gut mit Honig und Sirup verbunden hat. Die Mischung nur lauwarm werden lassen. Die trockenen Zutaten hinzufügen und gut untermischen. Den Teig 1 Stunde kühlen, dann auf bemehlter Fläche dünn ausrollen. Beliebige Plätzchen ausstechen oder ausradeln. Auf ein gefettetes Backblech legen und bei 175 Grad 10 bis 12 Minuten backen.

Rosinenkuchen mit saurer Sahne

2 Eier, 200 g brauner Zucker, 1/4 l dicke saure Sahne, 200 g Rosinen, 1 TL Zimt

Alle Zutaten gut miteinander verrühren und auf einen ungebackenen Tortenboden geben. Bei 225 Grad in den vorgeheizten Backofen geben und 10 Minuten backen. Dann auf 175 Grad zurückschalten und noch weitere 30 Minuten backen.

Möhrenkuchen

500 g Möhren, 7 Eier, 250 g brauner Zucker, 1 EL fein abgeriebene Orangenschale, 250 g geriebene Mandeln

Möhren waschen, schälen, in Wasser garen, abgetropft pürieren. Abkühlen lassen.
Eigelb und Zucker sehr schaumig rühren. Möhren, Orangenschale und Mandeln hineinrühren. Eiweiß zu steifem Schnee schlagen und darunterziehen. Den Teig in eine gefettete Springform streichen. Bei 160 Grad in den vorgeheizten Backofen geben und etwa 50 Minuten backen. Nach dem Erkalten aus der Form lösen.

Gefüllte Datteln

Datteln längs einschneiden, entsteinen und nach Belieben füllen. Mit Erdnußmus, Pecannüssen, abgezogenen Sonnenblumenkernen, geschälten Mandeln, Sesamkonfekt. So oder in Kokosraspeln gewendet servieren.

Kürbiskuchen

400 g gekochter Kürbis, 125 g brauner Zucker, 1/4 TL Muskatblüte, 1 TL Zimt, 1/4 TL gemahlene Nelken, 1/4 TL Ingwer, 1 TL Salz, 3 Eier, 1/2 l Milch, 1 TL Vanillemark

Kürbis im Mixer fein pürieren. Dann mit allen übrigen Zutaten gut verrühren und auf einen ungebackenen Tortenboden geben. Bei 230 Grad in den vorgeheizten Backofen schieben und in 10 Minuten backen.
Dann auf 150 Grad zurückschalten und weiterbacken, bis eine hineingesteckte Stricknadel sauber wieder zum Vorschein kommt. Das dauert noch etwa eine Stunde.

Käsekuchen

175 g Zwieback oder Vollkornkräcker, 1/4 TL Zimt, 3 EL geschmolzene Margarine, 750 g Sahnequark, 1/4 TL Meersalz, 1 TL Vanillemark oder gemahlene Vanille, 4 Eier, 250 g brauner Zucker, 1/2 l saure Sahne, 1 Löffelspitze Salz

Zwieback oder Kräcker fein zerkrümeln und mit Zimt und Margarine mischen. In eine Springform geben. An Boden und Rand festdrücken.
Quark, Meersalz, Vanille und Eigelb zusammen sahnig rühren. Eiweiß steif schlagen, dann den Zucker nach und nach bis auf einen Rest von 2 EL einrieseln lassen und weiterschlagen. Eischnee unter die Quarkcreme geben und diese auf den Tortenboden streichen.
Übrigen Zucker mit Sahne und Salz verquirlen. Den Kuchen bei 175 Grad in den Backofen geben und 25 Minuten backen.

Dann die Sahnecreme darübergeben und weitere 10 Minuten backen. Kalt servieren.

Kokos-Tortenboden
für Obst- und Käsekuchen

125 g Kokosraspeln, 65 g Weizenkeime, 4 EL Weizenvollkornmehl, 2 EL Honig, 2–3 EL weiche Margarine

Alle Zutaten gut vermischen, in eine gefettete Springform geben und an Rand und Boden festdrücken. Bei 175 Grad in den vorgeheizten Backofen geben und 7–10 Minuten backen.

Zitronen-Käsekuchen

750 g Sahnequark, 1 EL weiche Margarine, 250 g brauner Zucker, 1 Ei, 2 EL Mehl, 4 EL Zitronensaft, 2 EL fein abgeriebene Zitronenschale, 1/8 l Milch

Alle Zutaten in eine Rührschüssel geben und sahnig schlagen. Auf einen ungebackenen Kokos-Tortenboden (s. o.) streichen. Bei 175 Grad etwa 35 Minuten backen. Kalt servieren.

Vollkornwaffeln

350 g Weizenvollkornmehl, 2 EL Sojamehl, 2 1/2 TL Backpulver, 1/2 TL Zimt, 1/2 TL Meersalz, 1/8 l Milch, 2 EL Sesamöl

Die trockenen Zutaten miteinander vermischen. Milch und Öl in eine Schüssel geben, die Mehlmischung nach und nach hinzufügen und glatt verrühren. Das Waffeleisen einfetten und darin vom Teig goldgelbe Waffeln backen. Dazu Blaubeeren, andere Früchte oder Fruchtsoßen servieren.

Vollkorn-Tortenboden
für diverse Füllungen

250 g Weizenvollkornmehl, 1/2 TL Meersalz, 65 g Weizenkeime, 125 g Margarine, 4 EL eiskaltes Wasser

Mehl, Salz und Weizenkeime auf die Arbeitsplatte geben. Darauf Margarine in Scheiben. Den Teig mit dem Messer hakkend bearbeiten, bis das Fett fein verteilt ist. Dann das mit Eiswürfeln gekühlte Wasser dazugeben und mit einer Gabel einarbeiten.
Den Teig auf Klarsichtfolie rund ausrollen und mit Hilfe der Folie in eine gefettete Springform transportieren. Überstehenden Teig an den Rändern festdrücken. Den Boden mehrmals mit einer Gabel einstechen, bei 210 Grad in den vorgeheizten Backofen geben und 8 bis 10 Minuten backen.

Knuspriger Tortenboden
für Obst- und Käsekuchen

16 Graham- oder Vollkornkräcker, 3 EL brauner Zucker, 1/2 TL Zimt, 80 g weiche Margarine

Kräcker in eine Plastiktüte bröckeln und darin unter der Teigrolle fein zerdrücken. Dann in eine Schüssel geben und mit den übrigen Zutaten gut vermischen. Die so entstandene krümelige Masse in eine gefettete Springform geben. Am Boden und an den Seiten festdrücken. Bei 175 Grad in den Backofen geben und etwa 10 Minuten backen.

Sesamkonfekt

450 g getrocknete Aprikosen, 450 g Datteln, 100 g Rosinen oder entsteinte Backpflaumen, 100 g Feigen, 200 g Sesamsaat, 1 EL Sesamöl

Die Trockenfrüchte fein hacken oder durch den Fleischwolf drehen. Sesamöl und Sesamsaat in eine Pfanne geben und zugedeckt über mittlerer Hitze rösten, bis sie wie Puffmais aufspringen und goldbraun sind. Dann 3/4 davon mit den Trockenfrüchten mischen. Kleine Bällchen daraus rollen und diese in der übrigen Sesamsaat wenden.

Kokosbällchen

200 g Sesampaste, 8 EL fester Honig, 4 EL gehackte Pistazien, 4 EL Johannisbrotmehl (Nestargel), 3 EL Reisflocken, 2 TL Vanillemark, Kokosraspeln

Die Zutaten mit 2 EL Kokosraspeln gut mischen und verkneten. Kleine Bällchen daraus rollen und diese in Kokosraspeln wenden. Gut kühlen.

Johannisbrot-Puffer

125 g weiche Margarine, 400 g brauner Zucker, 2 Eier, 80 g Johannisbrotmehl (Nestargel), 400 g Weizenvollkornmehl, 1/2 TL Natron, 1/2 TL Meersalz, 5 EL Joghurt, 5 EL Milch, 1/8 l Wasser

Margarine in die Rührschüssel geben und sahnig rühren. Zucker und Eier nach und nach dazugeben. Trockene und nasse Zutaten getrennt mischen, abwechselnd hinzufügen und gut verrühren.

Den Teig in eine gefettete Kastenform geben und bei 175 Grad in den Backofen geben. 30 bis 35 Minuten backen, abkühlen lassen und in Scheiben geschnitten servieren. Dazu Bananensoße aus dem Kapitel Nachspeisen.

Sesamkekse

125 g weiche Margarine oder Öl, 250 g brauner Zucker, 1 Ei, 200 g Haferkörner, 100 g Rosinen, 120 g Sesamsaat, 2 EL Milch, 225 g Weizenvollkornmehl, 1/2 TL Muskatnuß

Margarine oder Öl mit Zucker und Ei cremig rühren. Hafer mit Rosinen, Sesam und Milch mischen und nach und nach dazurühren. Mehl und Muskat hinzufügen und gut daruntermischen. Mit einem Teelöffel kleine Teighäufchen auf ein gefettetes Backblech setzen. Diese mit einer Gabel etwas flacher drücken. Bei 190 Grad braun backen.

Russisches Osterkonfekt Paßcha

250 g selbstgemachter Quark oder Sahnequark, 1/4 l dicke saure Sahne, 175 g Rosinen, 8 EL Honig, 125 g weiche Margarine, 8 EL gehackte Nüsse, 2 EL feingehackte Datteln

Alle Zutaten zusammen sahnig rühren. In eine gefettete Puddingform pressen und über Nacht in den Kühlschrank stellen. Das sehr reichhaltige Konfekt in Maßen genießen.

Reiswaffeln

350 g Reismehl, 5 TL Backpulver, 1/4 TL Salz, 1 EL Honig, 3 EL Sesamöl

Mehl mit Backpulver und Salz mischen, 1/2 l Wasser mit Honig und Öl verquirlen. Die Mehlmischung hineinrühren. Das Waffeleisen einfetten. Darin vom Teig goldgelbe Waffeln backen. Noch heiß servieren.

Knusperkekse

125 g Weizenvollkornmehl, 1 TL Backpulver, 1/2 TL Salz, 125 g weiche Margarine, 8 EL Honig, 2 Eier, 8 EL Johannisbrotmehl (Nestargel), 125 g gehackte Nüsse oder abgezogene Sonnenblumenkerne, 1 TL Vanillemark.

Mehl mit Backpulver und Salz mischen, Margarine mit Honig und Eier sahnig rühren. Mit der Mehlmischung verrühren.
Johannisbrotmehl mit Nüssen oder Sonnenblumenkernen und Vanille mischen, unter den Teig kneten.
Zu einem Rechteck von 20×30 cm ausrollen, auf ein gefettetes Backblech legen und bei 175 Grad in den vorgeheizten Backofen geben. In etwa 20 Minuten hellbraun backen. Sofort danach in kleine Stücke schneiden.

Sesamschnittchen

2 EL Sesampaste, 150 g Magermilchpulver, 8 EL fester oder kristallisierter Honig, 5 EL Johannisbrotmehl (Nestargel), 1/4 TL Vanillemark

Alle Zutaten gut miteinander verkneten und eine Rolle daraus formen. Diese gut durchkühlen lassen und danach in feine Scheiben schneiden. Nach Belieben mit Kokosraspeln bestreuen.

Kanadischer Dattelkuchen

375 g Datteln, 160 g Weizenvollkornmehl, 1/4 TL Salz, 250 g weiche Margarine, 250 g brauner Zucker, 1 TL Vanillemark, 350 g Haferkörner

Datteln entkernen und fein schneiden. Mit 1/8 l Wasser weich kochen. Dabei öfter umrühren. Abkühlen lassen. Mehl und Salz mischen. Margarine sahnig rühren, braunen Zucker und Vanille nach und nach dazugeben. Dann Mehl und Haferkörner hinzufügen und gut daruntermischen.
Die Hälfte des krümeligen Teiges auf den Boden einer gefetteten Springform geben und an Rand und Boden festdrücken. Die Dattelfüllung darin verteilen, den übrigen Teig darüberkrümeln. Den Kuchen bei 160 Grad in den vorgeheizten Backofen geben und 1 1/2 Stunden backen.

Getrocknete Plätzchen

200 g kernlose Rosinen, 350 g Datteln, 50 g Pistazien, Walnüsse oder Pecannüsse, Johannisbrotmehl (Nestargel)

Rosinen, entkernte Datteln und Pistazien oder andere Nüsse durch den Fleischwolf treiben. Soviel Johannisbrotmehl unter die Mischung kneten, bis der Teig sich ausrollen läßt. Den Teig auf Klarsichtfolie ausrollen und in kleine Plätzchen schneiden. Einen Tag lang in der Sonne trocknen.

Dattelkonfekt

350 g Datteln, 100 g Rosinen, 100 g gemahlene Nüsse, gehackte Nüsse oder Kokosraspeln

Datteln entkernen und mit den Rosinen fein hacken oder durch den Fleischwolf treiben. Mit den gemahlenen Nüssen gut verkneten und eine Rolle daraus formen. Diese in gehackten Nüssen oder Kokosraspeln wenden und in Alufolie einwickeln. Gut durchkühlen und in Scheiben schneiden.

Menü-Wochenplan

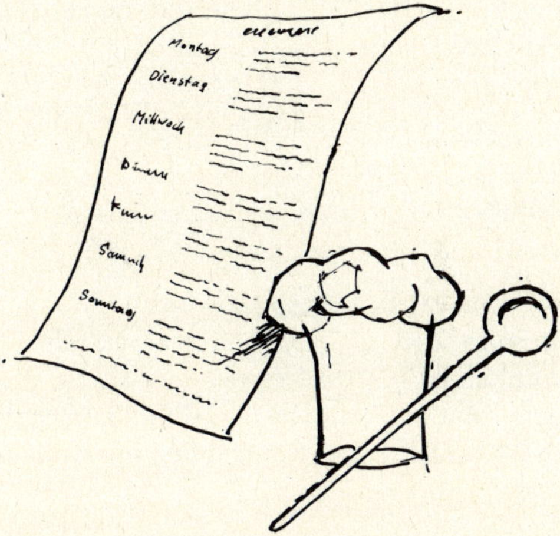

Montag

Frühstück
Frischer Orangensaft
Schweizer Frühstück

Mittagessen
Bunter Sommersalat
Tomatengetränk
Johannisbrot-Puffer

Abendessen
Gurkensalat
Bohnensuppe Porto Rico
Sesam-Vollkornknäcke
Papaya-Ananas-Salat

Dienstag

Frühstück
Frische Erdbeeren mit
Joghurt und Weizenkeimen
Kräutertee

Mittagessen
Vollkornbrot mit
Erbsen-Sesam-Paste
Pfefferminztee

Abendessen
Wilder Reis mit
Champignons
Rote-Bete-Salat
Kokospudding

Mittwoch

Frühstück
Vollkornwaffeln mit
Apfelpaste oder
Ahornsirup
Frische Birnen

Mittagessen
Griechischer Salat
Quark-Sandwiches

Abendessen
Mandarinensalat mit
Kresse
Zucchini-Pfannkuchen
Reispudding mit Datteln

Donnerstag

Frühstück
Thermosflaschen-Frühstück
Heißer Johannisbrot-
Milchmix

Mittagessen
Cottage-Käse-Salat
Oasentrunk

Abendessen
Zuckererbsen mit Soja-
bohnenkeimlingen
Bohnenquark mit Zwiebeln
Zitronen-Käsekuchen

Freitag

Frühstück
Energie-Drink
Vollkornbrötchen

Mittagessen
Gazpacho
Avocado-Sandwich

Abendessen
Makkaroni mit Käse
Roher Spinatsalat
Manna oder
Johannisbrot

Samstag

Frühstück
Weizenvollkornflocken
mit Obst und Milch
Kräutertee

Mittagessen
Gefüllte Melone
Kräutertee
Sesamkräcker

Abendessen
Römischer Salat
Spinatsuppe
Gemüse-Tomatensoße
mit Vollkornnudeln
Frisches Obst

Sonntag

Frühstück
Weizenkeim-Frühstück
Kräutertee
frischer Apfelsaft

Mittagessen
Weizenkeimbrot mit
Cashewnußmus und
Pfirsichpaste (siehe
Apfelpaste)
Fruchtsaftgetränk

Abendessen
Grüner Salat mit
Zitronenmarinade
Ratatouille
Früchtejoghurt

Verzeichnis der Rezepte

KOCHBUCH

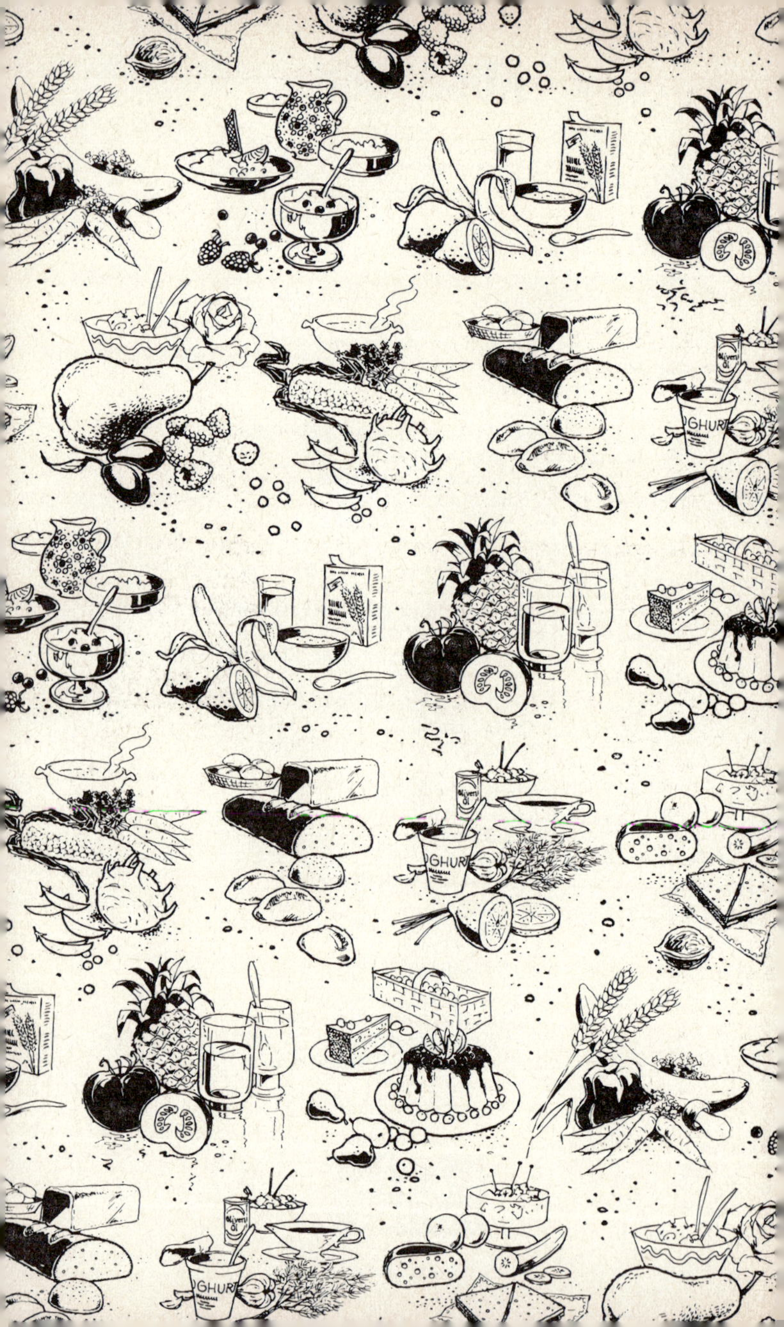